Paleo kuhinja za bolj zdravo življenje

Okusne in preproste recepte za vsakodnevno uporabo

Ana M.

Kazalo

Dimljena otroška hrbtna rebra z jabolčno gorčično mop omako 7
Raztrgano 7
omaka 7
Svinjska rebra na žaru v podeželskem slogu s solato iz svežega ananasa 10
Pikanten svinjski golaž 12
golaž 12
Zelje 12
Italijanske klobase mesne kroglice Marinara z narezanim koromačem in popraženo čebulo 14
mesne kroglice 14
Marinara 14
Svinjski polnjeni čolni iz bučk z baziliko in pinjolami 16
Sklede s svinjskim karijem in ananasovimi rezanci s kokosovim mlekom in zelišči 18
Pikantna svinjina na žaru z okusno kumarično solato 20
Pica z bučkino skorjico s pestom iz suhih paradižnikov, sladko papriko in italijansko klobaso 22
Dimljena limonino-koriandrova jagnječja stegna s šparglji na žaru 25
Jagnječja enolončnica 27
Jagnječja enolončnica z rezanci korenine zelene 29
Francoski jagnječji kotleti s čatnijem iz granatnega jabolka 31
Chutney 31
jagnječje zarebrnice 31
Chimichurri jagnječji kotleti z radičevo soljo 33
Jagnječji kotleti z sarkom in žabljem z remulado iz sladkega krompirja in korenčka 35
Jagnječji kotleti s šalotko, meto in origanom 37
jagnjetina 37
Solata 37
Vrtni polnjeni jagnječji burgerji s kulijem iz rdeče paprike 39
Rdeča paprika Coulis 39
hamburgerji 39

Dvojni jagnječji ražnjiči z origanom in caciki omako 42
Jagnječji ražnjiči 42
Tzatziki omaka 42
Ocvrt piščanec z žafranom in limono 44
Spatchcocked piščanec z Jicama Slaw 46
piščanec 46
Slaw 46
Pečene piščančje krače z vodko, korenčkom in paradižnikovo omako 49
Poulet Rôti in Rutabaga Frites 51
Trojni gobji coq au vin z drobnjakovim pirejem rutabagas 53
Breskove glazirane palčke 55
Peach-Brandy Glaze 55
V čiliju mariniran piščanec s solato iz manga in melone 57
piščanec 57
Solata 57
Piščančje krače v slogu tandoori s kumarično raito 60
piščanec 60
Kumara Raita 60
Curry piščančja enolončnica s korenasto zelenjavo, šparglji in zelenim jabolkom z meto 62
Piščančja solata na žaru z malinami, rdečo peso in praženimi mandlji 64
Piščančje prsi, polnjene z brokolijem, s svežo paradižnikovo omako in cezarjevo solato 67
Piščančji zavitek shawarma na žaru s pikantno zelenjavo in omako iz pinjol 69
V pečici pečene piščančje prsi z gobami, česnovo pretlačeno cvetačo in pečenimi šparglji 71
Piščančja juha na tajski način 73
Pečen piščanec z limono in žajbljem z endivijo 75
Piščanec z rdečo čebulo, artičokami in redkvicami 78
Piščanec Tikka Masala 80
Ras el Hanout piščančja bedra 83
Star Fruit Adobo piščančja bedra nad dušeno špinačo 85
Piščančji takosi iz zelja Poblano s Chipotle Mayo 87
Piščančja enolončnica z mladim korenjem in Bok Choy 89
Indijski oreh-pomarančni piščanec in poper vmešamo v solatni papir 91
Vietnamski piščanec s kokosovo limonsko travo 93

Piščanec na žaru in jabolčna escarole solata 96
Toskanska piščančja juha z ohrovtovimi trakovi 98
Piščančji Larb 100
Piščančji burgerji z omako iz indijskih oreščkov Szechwan 102
Sečuanska omaka iz indijskih oreščkov 102
Turški piščančji zavitek 104
Španske kokoši Cornish 106
S pistacijami pečene kokoši Cornish s solato iz rukole, marelic in koromača 108
Račje prsi z granatnim jabolkom in solato jicama 111

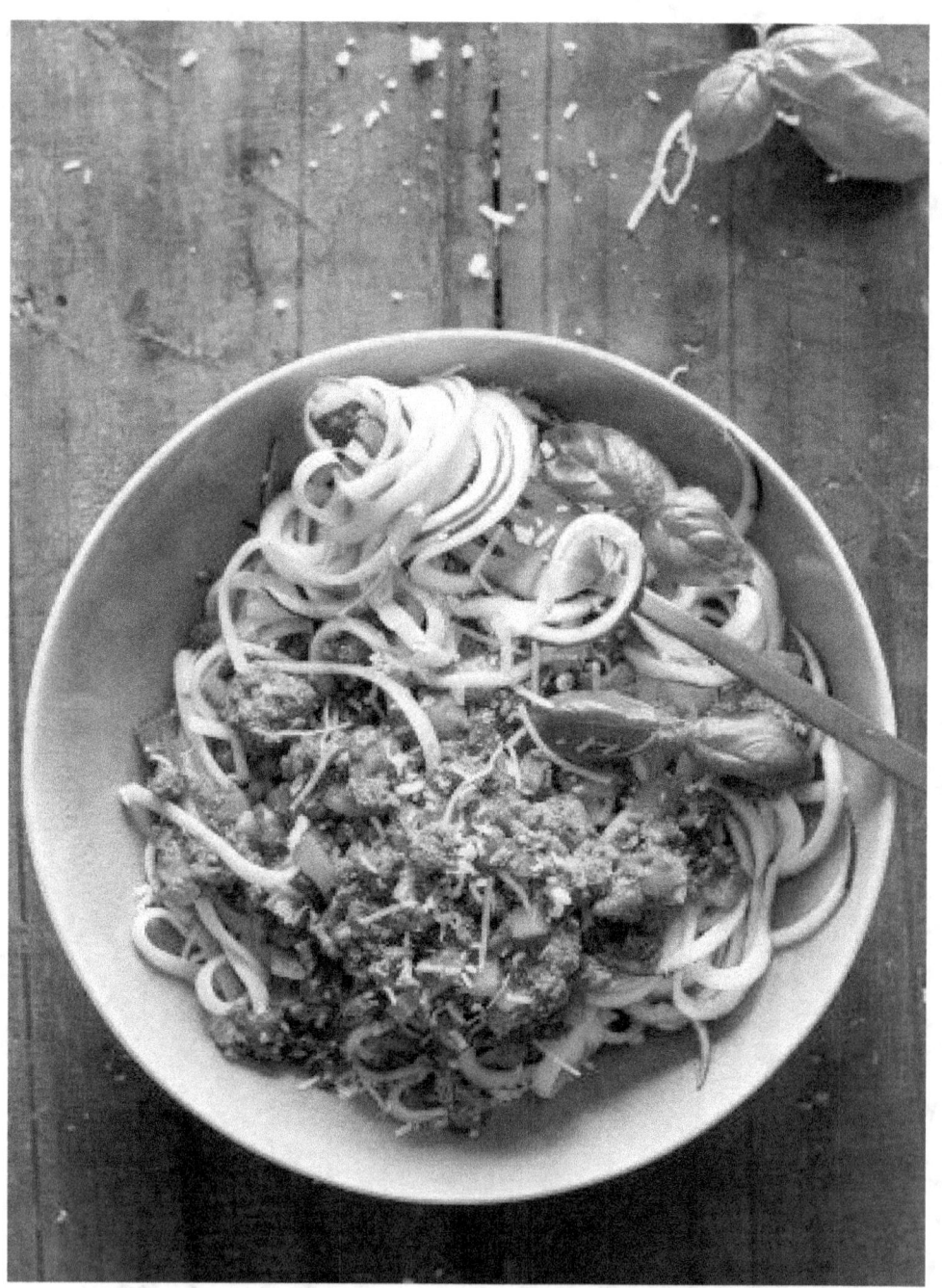

DIMLJENA OTROŠKA HRBTNA REBRA Z JABOLČNO GORČIČNO MOP OMAKO

PIJAČA:1 ura mirovanja: 15 minut dimljenje: 4 ure kuhanje: 20 minut naredi: 4 porcijeSLIKA

BOGAT OKUS IN MESNATA TEKSTURADIMLJENIH REBER ZAHTEVA NEKAJ HLADNEGA IN HRUSTLJAVEGA. PRIMERNA JE SKORAJ VSAKA SLANA, LE KOMARČKOVA SLANA (GLEJRECEPTIN SLIKOTUKAJ), JE ŠE POSEBEJ DOBER.

RAZTRGANO

8 do 10 kosov jabolka ali hikorijevega lesa

3 do 3½ funtov svinjskih hrbtnih otroških hrbtnih reber

¼ skodelice Smoky Spice (glejterecept)

OMAKA

1 srednje veliko jabolko, olupljeno, razrezano in na tanke rezine narezano

¼ skodelice sesekljane čebule

¼ skodelice vode

¼ skodelice jabolčnega kisa

2 žlici dijonske gorčice (glejterecept)

2 do 3 žlice vode

1. Vsaj 1 uro pred kajenjem namočite kos lesa v toliko vode, da je pokrit. Pred uporabo odcedimo. Odrežite vidno maščobo z reber. Po potrebi odstranite tanko membrano z zadnje strani reber. Rebra položite v veliko plitvo ponev. Enakomerno potresemo z začimbami Smoky; vtrite s prsti. Pustite stati na sobni temperaturi 15 minut.

2. Predgreto oglje, odcejene lesne sekance in ponev z vodo razporedite v dimnik v skladu z navodili proizvajalca. V ponev nalijemo vodo. Rebra s kostjo navzdol položite na rešetko za žar nad posodo z vodo. (Ali postavite rebra v

rešetko; postavite rešetko na rešetko za žar.) Pokrijte in dimite 2 uri. Med kajenjem vzdržujte temperaturo približno 225 °F v kadilnici. Po potrebi dodajte več oglja in vode, da ohranite temperaturo in vlažnost.

3. Medtem za mop omako v majhni ponvi zmešajte jabolčne rezine, čebulo in ¼ skodelice vode. Zavremo; zmanjšati vročino. Pokrito dušite 10 do 12 minut oziroma dokler jabolčne rezine niso zelo mehke, občasno premešajte. Rahlo ohladite; neolupljena jabolka in čebulo prenesite v kuhinjski robot ali mešalnik. Pokrijte in predelajte ali mešajte, dokler ni gladka. Mezgo vrnemo v lonec. Vmešajte kis in gorčico Dijon. Na srednjem ognju kuhamo 5 minut, občasno premešamo. Dodajte 2 do 3 žlice vode (ali več, po potrebi), da bo omaka podobna vinaigrette. Omako razdelimo na tretjine.

4. Po 2 urah rebra izdatno namažite s tretjino omake za brisanje. Zaprite in dimite še 1 uro. Ponovno premažite z drugo tretjino mop omake. Vsako ploščo reber zavijte v debelo aluminijasto folijo in vrnite rebra v kadilnico ter jih po potrebi zložite eno na drugo. Pokrijte in dimite še 1 do 1½ ure ali dokler se rebra ne zmehčajo.*

5. Odstranite rebra in premažite s preostalo tretjino mop omake. Za serviranje med kostmi odrežite rebra.

*Namig: Če želite preizkusiti mehkobo reber, previdno odstranite folijo z ene plošče reber. Rebrasti krožnik primite s kleščami in ga držite ob zgornji četrtini krožnika. Rebrasti krožnik obrnemo tako, da bo mesna stran obrnjena navzdol. Če so razpoke mehke, bi morala plošča začeti razpadati, ko jo dvignete. Če niso mehka, jih ponovno zavijte v aluminijasto folijo in nadaljujte s dimljenjem rebrc, dokler niso mehka.

SVINJSKA REBRA NA ŽARU V PODEŽELSKEM SLOGU S SOLATO IZ SVEŽEGA ANANASA

PRIPRAVA: 20 minut kuhanja: 8 minut peke: 1 ura 15 minut naredi: 4 porcije

PODEŽELSKA SVINJSKA REBRA SO MESNATA, POCENI IN ČE SE Z NJIM PRAVILNO RAVNA – KOT JE KUHAN NIZKO IN POČASI V ZMEŠNJAVI OMAKE ZA ŽAR – BO TOPLJIVO MEHAK.

- 2 lb svinjskih rebrc brez kosti v podeželskem slogu
- ¼ žličke črnega popra
- 1 žlica rafiniranega kokosovega olja
- ½ skodelice svežega pomarančnega soka
- 1½ skodelice BBQ omake (glejte recept)
- 3 skodelice narezanega zelenega in/ali rdečega zelja
- 1 skodelica naribanega korenja
- 2 skodelici drobno sesekljanega ananasa
- ⅓ skodelice Bright Citrus Vinaigrette (glejte recept)
- BBQ omaka (glej recept) (neobvezno)

1. Pečico segrejte na 350°F. Svinjino potresemo s poprom. V veliki ponvi segrejte kokosovo olje na srednje močnem ognju. Dodajte svinjino; kuhajte 8 do 10 minut ali dokler ne porjavi in enakomerno porjavi. Rebra položite v 3-četrtinski kvadratni pekač.

2. Za omako v ponev dodajte pomarančni sok in mešajte, da postrgate rjave koščke. Vmešajte 1½ skodelice BBQ omake. Zarebrnice prelijemo z omako. Obrnite rebra, da jih premažete z omako (po potrebi uporabite čopič za pecivo, da omako premažete po rebrcih). Pekač dobro pokrijemo z aluminijasto folijo.

3. Rebrca pečemo 1 uro. Odstranite aluminijasto folijo in premažite z omako iz pekača. Pečemo še približno 15 minut oziroma dokler se rebra ne zmehčajo in porjavijo ter se omaka nekoliko zgosti.

4. Medtem za ananasovo solato zmešajte zelje, korenje, ananas in Bright Citrus Vinaigrette. Pokrijte in ohladite do serviranja.

5. Rebrca postrezite s skledo in po želji dodatno BBQ omako.

PIKANTEN SVINJSKI GOLAŽ

PRIPRAVA: 20 minut kuhanja: 40 minut: 6 obrokov

TA MADŽARSKA ENOLONČNICA JE POSTREŽENANA POSTELJICI IZ HRUSTLJAVEGA, KOMAJ OVENELEGA ZELJA ZA ENOHODNI OBROK. SEMENA KUMINE ZDROBITE V TERILNIKU, ČE GA IMATE. ČE NE, JIH ZMEČKAJTE POD ŠIROKO STRANJO KUHARSKEGA NOŽA, TAKO DA S PESTJO NEŽNO PRITISNETE NA NOŽ.

GOLAŽ

1½ funta svinjine

2 skodelici sesekljane rdeče, oranžne in/ali rumene paprike

¾ skodelice drobno sesekljane rdeče čebule

1 majhen svež rdeč čili, brez semen in drobno narezan (glej napitnina)

4 žličke Smoky Spice (glejte recept)

1 čajna žlička zmletih kuminovih semen

¼ čajne žličke mletega majarona ali origana

1 14-unčna pločevinka nesoljenih paradižnikov, narezanih na kocke, neodcejenih

2 žlici rdečega vinskega kisa

1 žlica drobno naribane limonine lupinice

⅓ skodelice sesekljanega svežega peteršilja

ZELJE

2 žlici olivnega olja

1 srednja čebula, narezana na rezine

1 manjša glava zelenega ali rdečega zelja, brez sredice in na tanke rezine narezana

1. Za golaž kuhajte svinjino, papriko in čebulo v veliki nizozemski pečici na srednje močnem ognju 8 do 10 minut ali dokler svinjina ni več rožnata in zelenjava hrustljava, mešajte z leseno žlico, da razdrobite meso. Odcedite maščobo. Zmanjšajte toploto na nizko; dodamo rdeči čili, dimljene začimbe, semena kumine in majaron.

Pokrijte in kuhajte 10 minut. Dodamo neodcejene paradižnike in kis. Zavremo; zmanjšati vročino. Pokrito dušimo 20 minut.

2. Medtem za zelje segrejte olje v zelo veliki ponvi na srednjem ognju. Dodajte čebulo in kuhajte do mehkega približno 2 minuti. Dodajte zelje; premešajte, da se združi. Zmanjšajte toploto na nizko. Kuhajte približno 8 minut ali dokler se zelje ne zmehča, občasno premešajte.

3. Za serviranje dajte nekaj zeljne mešanice na krožnik. Prelijemo z golažem in potresemo z limonino lupinico in peteršiljem.

ITALIJANSKE KLOBASE MESNE KROGLICE MARINARA Z NAREZANIM KOROMAČEM IN POPRAŽENO ČEBULO

PRIPRAVA: 30 minut peke: 30 minut kuhanja: 40 minut: 4 do 6 obrokov

TA RECEPT JE REDEK PRIMERIZDELKA V PLOČEVINKAH, KI DELUJE TAKO DOBRO – ČE NE CELO BOLJE KOT – SVEŽA RAZLIČICA. RAZEN ČE IMATE PARADIŽNIK, KI JE ZELO, ZELO ZREL, S SVEŽIM PARADIŽNIKOM NE BOSTE DOSEGLI TAKO DOBRE KONSISTENCE OMAKE KOT S PARADIŽNIKOM V PLOČEVINKAH. PREPRIČAJTE SE LE, DA UPORABLJATE IZDELEK BREZ DODANE SOLI – IN, ŠE BOLJE, ORGANSKI.

MESNE KROGLICE

2 veliki jajci
½ skodelice mandljeve moke
8 strokov česna, sesekljanih
6 žlic suhega belega vina
1 žlica paprike
2 žlički črnega popra
1 čajna žlička semen komarčka, rahlo zdrobljenih
1 čajna žlička zdrobljenega posušenega origana
1 čajna žlička zdrobljenega posušenega timijana
¼ do ½ čajne žličke kajenskega popra
1½ funta svinjine

MARINARA

2 žlici olivnega olja
2 15-unčni pločevinki nesoljenih paradižnikov ali ena 28-unčna pločevinka zdrobljenih nesoljenih paradižnikov
½ skodelice sesekljane sveže bazilike
3 srednje velike čebulice koromača, razpolovljene, izrezane in na tanke rezine

1 velika sladka čebula, prepolovljena in na tanko narezana

1. Pečico segrejte na 375°F. Velik pekač obložite s pergamentnim papirjem; dati na stran. V veliki skledi zmešajte jajca, mandljevo moko, 6 strokov mletega česna, 3 žlice vina, papriko, 1½ čajne žličke črnega popra, semena koromača, origano, timijan in kajenski poper. Dodajte svinjino; dobro premešaj. Svinjsko mešanico oblikujte v 1½-palčne mesne kroglice (imeti mora približno 24 mesnih kroglic); razporedite v eni plasti na pripravljen pekač. Pečemo približno 30 minut oziroma dokler rahlo ne porjavi, med peko pa jih enkrat obrnemo.

2. Medtem za omako marinara segrejte 1 žlico oljčnega olja v 4- do 6-litrski nizozemski pečici. Dodajte preostala 2 stroka česna; kuhajte približno 1 minuto ali dokler ne začne rjaveti. Na hitro dodajte preostale 3 žlice vina, zdrobljen paradižnik in baziliko. Zavremo; zmanjšati vročino. Odkrito dušite 5 minut. Kuhane polpete nežno vmešajte v omako marinara. Pokrijte in pustite vreti 25 do 30 minut.

3. Medtem v veliki ponvi na srednjem ognju segrejte preostalo 1 žlico oljčnega olja. Vmešamo narezan koromač in čebulo. Kuhajte 8 do 10 minut ali dokler se ne zmehča in rahlo porjavi, pogosto mešajte. Začinite s preostalim ½ čajne žličke črnega popra. Mesne kroglice in omako marinara postrezite čez pečenko s koromačem in čebulo.

SVINJSKI POLNJENI ČOLNI IZ BUČK Z BAZILIKO IN PINJOLAMI

PRIPRAVA:20 minut kuhanja: 22 minut peke: 20 minut naredi: 4 porcije

OTROCI BODO OBOŽEVALI TO ZABAVNO JEDIZ IZDOLBENIH BUČK, POLNJENIH S SVINJINO, PARADIŽNIKOM IN PAPRIKO. PO ŽELJI VMEŠAJTE 3 ŽLICE BAZILIKINEGA PESTA (GL<u>RECEPT</u>) NAMESTO SVEŽE BAZILIKE, PETERŠILJA IN PINJOL.

2 srednji bučki

1 žlica ekstra deviškega oljčnega olja

12 unč svinjine

¾ skodelice sesekljane čebule

2 stroka česna, sesekljana

1 skodelica sesekljanega paradižnika

⅔ skodelice drobno sesekljane rumene ali oranžne sladke paprike

1 čajna žlička semen komarčka, rahlo zdrobljenih

½ čajne žličke zdrobljenih kosmičev rdeče paprike

¼ skodelice sesekljane sveže bazilike

3 žlice sesekljanega svežega peteršilja

2 žlici pinjol, opečenih (glej<u>napitnina</u>) in grobo sesekljan

1 čajna žlička drobno naribane limonine lupinice

1. Pečico segrejte na 350°F. Bučko primite po dolžini in previdno izpraskajte sredino, tako da ostane ¼ palca debela lupina. Bučkino kašo grobo nasekljajte in odstavite. Polovice bučk s prerezano stranjo navzgor razporedite po pekaču, obloženem s folijo.

2. Za nadev segrejte oljčno olje v veliki ponvi na srednje močnem ognju. Dodajte svinjino; kuhajte, dokler ni več rožnato, in mešajte z leseno žlico, da razdrobite meso. Odcedite maščobo. Ogenj zmanjšajte na srednje. Dodajte

rezervirano kašo bučk, čebulo in česen; kuhajte in mešajte približno 8 minut oziroma dokler se čebula ne zmehča. Primešamo paradižnik, papriko, semena koromača in mleto rdečo papriko. Kuhajte približno 10 minut ali dokler se paradižniki ne zmehčajo in začnejo razpadati. Ponev odstavimo z ognja. Vmešajte baziliko, peteršilj, pinjole in limonino lupinico. Nadev porazdelimo po bučkinih lupinah, malo pregnetemo. Pečemo 20 do 25 minut oziroma dokler lupine bučk niso hrustljave.

SKLEDE S SVINJSKIM KARIJEM IN ANANASOVIMI REZANCI S KOKOSOVIM MLEKOM IN ZELIŠČI

PRIPRAVA:30 minut kuhanja: 15 minut peke: 40 minut naredi: 4 porcijeSLIKA

1 velika buča špageti
2 žlici rafiniranega kokosovega olja
1 funt svinjine
2 žlici drobno sesekljane čebule
2 žlici svežega limetinega soka
1 žlica sesekljanega svežega ingverja
6 strokov česna, sesekljanih
1 žlica sesekljane limonske trave
1 žlica rdečega karija v tajskem slogu brez soli
1 skodelica sesekljane rdeče paprike
1 skodelica sesekljane čebule
½ skodelice julienne narezanega korenja
1 baby bok choy, narezan (3 skodelice)
1 skodelica narezanih svežih gob
1 ali 2 tajska ptičja čilija, narezana na tanke rezine (glejnapitnina)
1 13,5 unča pločevinke naravnega kokosovega mleka (kot je Nature's Way)
½ skodelice piščančje kostne juhe (glejrecept) ali piščančje juhe brez soli
¼ skodelice svežega ananasovega soka
3 žlice nesoljenega masla iz indijskih oreščkov brez olja
1 skodelica svežega ananasa, narezanega na kocke
Apneni čolni
Sveži koriander, meta in/ali tajska bazilika
Sesekljani praženi indijski oreščki

1. Pečico segrejte na 400°F. Špagete v mikrovalovni pečici kuhajte na visoki temperaturi 3 minute. Bučo po dolžini

previdno prerežemo na pol in iz nje postrgamo semena. Odrezane strani buče vtrite z 1 žlico kokosovega olja. Polovico buče s prerezano stranjo navzdol položimo na pekač. Pečemo 40 do 50 minut oziroma dokler bučo zlahka prebodemo z nožem. Meso postrgajte z lupine z vilicami in ga hranite na toplem, dokler ni pripravljeno za serviranje.

2. Medtem v srednji skledi zmešajte svinjino, čebulo, limetin sok, ingver, česen, limonsko travo in curry; dobro premešaj. V zelo veliki ponvi segrejte preostalo 1 žlico kokosovega olja na srednje močnem ognju. Dodajte mešanico svinjine; kuhajte, dokler ni več rožnato, in mešajte z leseno žlico, da razdrobite meso. Dodajte sladko papriko, čebulo in korenje; kuhajte in mešajte približno 3 minute ali dokler zelenjava ni hrustljava in mehka. Zmešajte bok choy, gobe, čili, kokosovo mleko, juho iz piščančjih kosti, ananasov sok in maslo iz indijskih oreščkov. Zavremo; zmanjšati vročino. Dodajte ananas; dušite nepokrito, dokler se ne segreje.

3. Za serviranje razdelite špagete squash v štiri sklede. Bučo prelijemo s karijevim vinom. Postrezite z rezinami limete, zelišči in indijskimi oreščki.

PIKANTNA SVINJINA NA ŽARU Z OKUSNO KUMARIČNO SOLATO

PRIPRAVA:30 minut žara: 10 minut stati: 10 minut naredi: 4 porcije

HRUSTLJAVA KUMARIČNA SOLATAZ OKUSOM SVEŽE METE JE HLADILNI IN OSVEŽUJOČ DODATEK ZAČINJENIM SVINJSKIM BURGERJEM.

- ⅓ skodelice olivnega olja
- ¼ skodelice sesekljane sveže mete
- 3 žlice belega vinskega kisa
- 8 strokov česna, sesekljanih
- ¼ žličke črnega popra
- 2 srednji kumari, zelo tanko narezani
- 1 majhna čebula, narezana na tanke rezine (približno ½ skodelice)
- 1¼ do 1½ funta svinjine
- ¼ skodelice sesekljanega svežega cilantra
- 1 do 2 srednje veliki sveži čili papriki jalapeño ali serrano, brez semen (po želji) in drobno narezani (glejte napitnina)
- 2 srednji rdeči sladki papriki, brez semen in na četrtine
- 2 žlici olivnega olja

1. V veliki skledi zmešajte ⅓ skodelice oljčnega olja, meto, kis, 2 stroka mletega česna in črni poper. Dodamo narezane kumare in čebulo. Mešajte, dokler ni dobro prevlečen. Pokrijte in ohladite do serviranja, pri tem pa enkrat ali dvakrat premešajte.

2. V veliki skledi zmešajte svinjino, koriander, čili poper in preostalih 6 strokov česna. Oblikujte štiri ¾ palca debele polpete. Četrtine paprike rahlo premažite z 2 žličkama olivnega olja.

3. Za žar na oglje ali plinski žar postavite polpete in četrtine paprike neposredno na srednji ogenj. Pokrijte in pecite na žaru, dokler termometer s takojšnjim odčitavanjem, vstavljen v stran svinjine, ne pokaže 160 °F in četrtine popra ne postanejo mehke in rahlo zoglenele, polpete in četrtine popra enkrat na polovici pečenja obrnite. Pustite 10 do 12 minut za polpete in 8 do 10 minut za četrtine paprike.

4. Ko so četrtine paprike pripravljene, jih zavijte v aluminijasto folijo, da se popolnoma zaprejo. Pustite stati približno 10 minut ali dokler se dovolj ohladi, da ga lahko obvladate. Z ostrim nožem previdno olupimo papriko. Papriko po dolžini tanko narežemo na četrtine.

5. Za serviranje kumarično solato in žlico enakomerno razporedite na štiri velike krožnike. Na vsak krožnik dodajte svinjino. Rezine rdeče paprike enakomerno razporedite po kolačih.

PICA Z BUČKINO SKORJICO S PESTOM IZ SUHIH PARADIŽNIKOV, SLADKO PAPRIKO IN ITALIJANSKO KLOBASO

PRIPRAVA:30 minut kuhanja: 15 minut peke: 30 minut naredi: 4 porcije

TO JE PICA Z NOŽEM IN VILICAMI.PAZITE, DA KLOBASO IN PAPRIKO RAHLO PRITISNETE V SKORJO, OBLOŽENO S PESTOM, DA SE PRELIVI DOVOLJ DOBRO OPRIMEJO, DA SE PICA LEPO REŽE.

- 2 žlici olivnega olja
- 1 žlica drobno mletih mandljev
- 1 veliko jajce, rahlo stepeno
- ½ skodelice mandljeve moke
- 1 žlica sesekljanega svežega origana
- ¼ žličke črnega popra
- 3 stroki česna, sesekljani
- 3½ skodelice naribanih bučk (2 srednji)
- Italijanska klobasa (glej recept, spodaj)
- 1 žlica ekstra deviškega oljčnega olja
- 1 sladka paprika (rumena, rdeča ali polovica vsake), očiščena in narezana na zelo tanke trakove
- 1 majhna čebula, narezana na tanke rezine
- Pesto iz posušenih paradižnikov (glej recept, spodaj)

1. Pečico segrejte na 425°F. 12-palčni pekač za pico namažite z 2 žlicama olivnega olja. Potresemo z mletimi mandlji; dati na stran.

2. Za skorjo v veliki skledi zmešajte jajce, mandljevo moko, origano, črni poper in česen. Naribane bučke položite v čisto brisačo ali kos gaze. Dobro zavijte

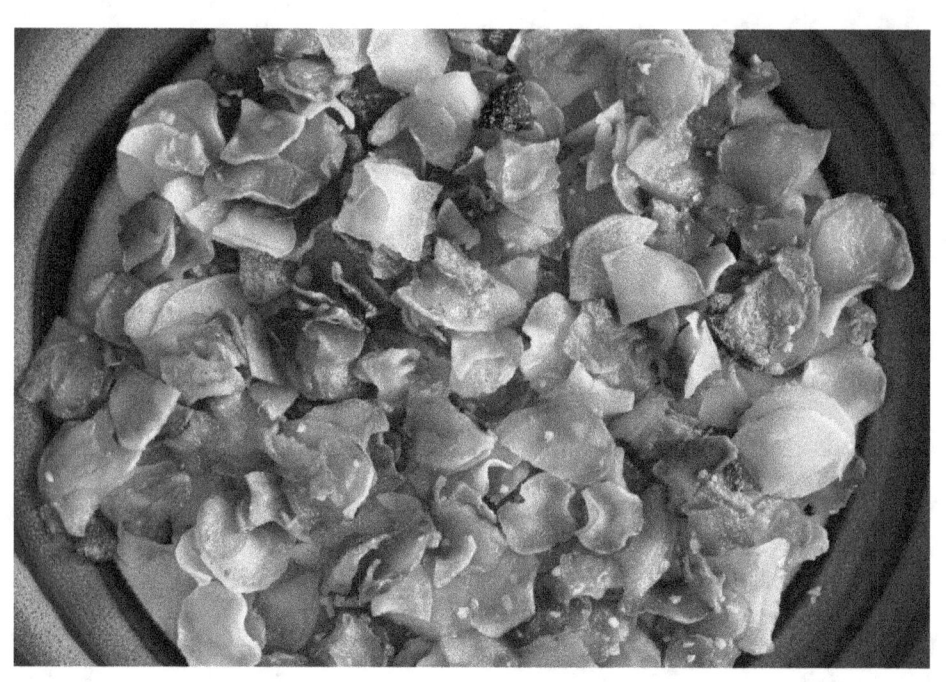

DIMLJENA LIMONINO-KORIANDROVA JAGNJEČJA STEGNA S ŠPARGLJI NA ŽARU

PIJAČA: 30 minut priprave: 20 minut žara: 45 minut stoji: 10 minut naredi: 6 do 8 obrokov

TA JED JE PREPROSTA, A ELEGANTNA DVE SESTAVINI, KI SPOMLADI PRIDETA NA SVOJ RAČUN – JAGNJETINA IN ŠPARGLJI. PRAŽENJE KORIANDROVIH SEMEN DODA TOPEL, ZEMELJSKI, RAHLO PIKANTEN OKUS.

1 skodelica lesnih sekancev hikorije

2 žlici koriandrovih semen

2 žlici drobno naribane limonine lupine

1½ žličke črnega popra

2 žlici sesekljanega svežega timijana

1 2- do 3-kilogramska jagnječja stegna brez kosti

2 šopka svežih špargljev

1 žlica oljčnega olja

¼ žličke črnega popra

1 limona, narezana na četrtine

1. Vsaj 30 minut pred dimljenjem v skledi namočite hikorijeve kosmiče v dovolj vode, da so pokriti; dati na stran. Medtem v majhni ponvi pražite semena koriandra na zmernem ognju približno 2 minuti ali dokler ne zadišijo in pokajo, pogosto mešajte. Odstranite semena iz ponve; ohladimo. Ko se semena ohladijo, jih grobo zdrobite v terilniku (ali položite semena na desko za rezanje in jih zdrobite s hrbtno stranjo lesene žlice). V majhni skledi zmešajte zdrobljena semena koriandra, limonino lupinico, 1½ čajne žličke popra in timijan; dati na stran.

2. Odstranite mrežo z jagnječjega kraka, če obstaja. Na delovni površini odprite zrezek z maščobno stranjo navzdol. Polovico začimbne mešanice potresemo po mesu; vtrite s prsti. Zrezek zvijte in zavežite s štirimi do šestimi kosi kuhinjske vrvice iz 100 % bombaža. Preostanek začimbne mešanice potresemo po zunanji strani zrezka in rahlo pritisnemo, da se prime.

3. Za žar na oglje razporedite srednje vroče oglje po posodi za zbiranje tekočine. Testirajte na srednjem ognju nad posodo. Po oglju potresemo odcejene lesne sekance. Jagnječji zrezek položite na rešetko za žar nad ponev. Pokrijte in dimite 40 do 50 minut za srednjo (145 °F). (Za plinski žar predhodno segrejte žar. Zmanjšajte toploto na srednjo temperaturo. Nastavite za indirektno kuhanje. Dimite kot zgoraj, le da dodajte odcejene lesne sekance v skladu z navodili proizvajalca.) Zrezek ohlapno pokrijte s folijo. Pred rezanjem pustite stati 10 minut.

4. Medtem špargljem porežemo olesenele konce. V veliki skledi premešajte šparglje z oljčnim oljem in ¼ čajne žličke popra. Šparglje položite okoli zunanjih robov žara, neposredno nad oglje in pravokotno na rešetke žara. Pokrijte in pecite na žaru 5 do 6 minut, dokler ne postane hrustljava. Na šparglje ožamemo rezine limone.

5. Vzemite trak jagnjetine in meso narežite na tanke rezine. Meso postrežemo s šparglji na žaru.

JAGNJEČJA ENOLONČNICA

PRIPRAVA: 30 minut kuhanja: 2 uri 40 minut naredi: 4 porcije

POGREJTE SE S TO OKUSNO ENOLONČNICOV JESENSKI ALI ZIMSKI NOČI. ENOLONČNICO POSTREŽEMO NA ŽAMETNEM PIREJU ZELENE IN PASTINAKA, ZAČINJENEM Z DIJONSKO GORČICO, KREMO IZ INDIJSKIH OREŠČKOV IN DROBNJAKOM. OPOMBA: KOREN ZELENE SE VČASIH IMENUJE ZELENA.

10 zrn črnega popra
6 listov žajblja
3 cela zelišča
2 2-palčna trakova pomarančne lupine
2 funta jagnječjega pleča brez kosti
3 žlice oljčnega olja
2 srednji čebuli, grobo sesekljani
1 14,5-unčna pločevinka narezanih paradižnikov brez soli, neodcejenih
1½ skodelice juhe iz govejih kosti (glej recept) ali govejo juho brez soli
¾ skodelice suhega belega vina
3 veliki stroki česna, strti in olupljeni
2 funta korenine zelene, olupljene in narezane na 1-palčne kocke
6 srednjih pastinakov, olupljenih in narezanih na 1-palčne rezine (približno 2 funta)
2 žlici olivnega olja
2 žlici kreme iz indijskih oreščkov (glej recept)
1 žlica dijonske gorčice (glejte recept)
¼ skodelice sesekljanega drobnjaka

1. Izrežite 7-palčni kvadrat gaze za šopek. Na sredino krpe položite poprova zrna, žajbelj, zelišča in pomarančno lupino. Poberite vogale gaze in jih dobro zavežite s čisto kuhinjsko vrvico iz 100 % bombaža. Dati na stran.

2. Odrežite maščobo z jagnječjega pleča; jagnjetino narežite na 1-palčne kose. V nizozemski pečici na srednjem ognju segrejte 3 žlice oljčnega olja. Jagnjetino kuhajte, po potrebi v serijah, na vročem olju, dokler ne porjavi; odstranite iz ponve in hranite na toplem. Dodajte čebulo v ponev; kuhajte 5 do 8 minut ali dokler se ne zmehča in rahlo porjavi. Dodajte šopek garni, neodcejene paradižnike, 1¼ skodelice juhe iz govejih kosti, vino in česen. Zavremo; zmanjšati vročino. Pokrito dušimo 2 uri, občasno premešamo. Odstranite in zavrzite vrvico za šopek.

3. Medtem v velik lonec za pire položite koren zelene in pastinak; pokrijte z vodo. Zavremo na srednje močnem ognju; zmanjšajte toploto na nizko. Pokrijte in počasi pustite vreti 30 do 40 minut oziroma dokler zelenjava ni zelo mehka, ko jo prebodete z vilicami. drenaža; dajte zelenjavo v kuhinjski robot. Dodajte ¼ skodelice juhe iz govejih kosti in 2 žlici olja; Utripajte, dokler pire ni skoraj gladek, vendar ima še vedno nekaj teksture, pri čemer se enkrat ali dvakrat ustavite, da strgate po straneh. Prenesite pire v skledo. Primešamo kremo iz indijskih oreščkov, gorčico in drobnjak.

4. Za serviranje razdelite kašo med štiri sklede; prelijte z jagnječjo vročo posodo.

JAGNJEČJA ENOLONČNICA Z REZANCI KORENINE ZELENE

PRIPRAVA: 30 minut Peka: 1 ura 30 minut Naredi: 6 obrokov

KOREN ZELENE IMA DRUGAČEN PRISTOP NASTANE V TEJ ENOLONČNICI KOT V VROČI JAGNJEČJI ENOLONČNICI (GLEJ RECEPT). REZALNIK ZA MANDOLINO SE UPORABLJA ZA IZDELAVO ZELO TANKIH TRAKOV SLADKE IN OREŠČKOV KORENINE. »REZANCI« DUŠIMO V JUHI DO MEHKEGA.

2 čajni žlički limonino-zeliščne začimbe (glej recept)
1½ funta jagnjetine, narezane na 1-palčne kocke
2 žlici olivnega olja
2 skodelici sesekljane čebule
1 skodelica sesekljanega korenja
1 skodelica sesekljane pese
1 žlica sesekljanega česna (6 strokov)
2 žlici paradižnikove paste brez soli
½ skodelice suhega rdečega vina
4 skodelice juhe iz govejih kosti (glej recept) ali govejo juho brez soli
1 lovorjev list
2 skodelici 1-palčne kocke narezane maslene buče
1 skodelica na kocke narezanega jajčevca
1 funt olupljene korenine zelene
Sesekljan svež peteršilj

1. Pečico segrejte na 250°F. Po jagnjetini enakomerno potresemo limonino-zeliščno začimbo. Nežno premešajte, da se nanese. Segrejte 6- do 8-četrtsko nizozemsko pečico na srednje visoki temperaturi. Dodajte 1 žlico oljčnega olja in polovico začinjene jagnjetine v nizozemsko pečico. Na vročem olju popečemo meso z vseh strani; popečeno

meso prestavimo na krožnik in ponovimo s preostalo jagnjetino in oljčnim oljem. Ogenj zmanjšajte na srednje.

2. V lonec dodamo čebulo, korenje in repo. Kuhajte in mešajte zelenjavo 4 minute; dodajte česen in paradižnikovo pasto ter kuhajte še 1 minuto. V lonec dodamo rdeče vino, govejo osnovo, lovorov list ter prihranjeno meso in nakopičene sokove. Zavremo. Pokrijte in postavite nizozemsko pečico v predhodno ogreto pečico. Pečemo 1 uro. Vmešajte masleno bučo in jajčevce. Ponovno postavimo v pečico in pečemo še 30 minut.

3. Ko je enolončnica v pečici, z mandolino zelo tanko narežite koren zelene. Rezine korenine zelene narežite na ½ palca široke trakove. (Morali bi imeti približno 4 skodelice.) V osnovo vmešajte trakove korenine zelene. Kuhajte približno 10 minut ali dokler se ne zmehča. Pred serviranjem odstranite in zavrzite lovorjev list. Vsako porcijo potresemo s sesekljanim peteršiljem.

FRANCOSKI JAGNJEČJI KOTLETI S ČATNIJEM IZ GRANATNEGA JABOLKA

PRIPRAVA:10 minut kuhanja: 18 minut hlajenja: 10 minut naredi: 4 porcije

IZRAZ "FRANCOSKI" SE NANAŠA NA REBROIZ KATEREGA SMO Z OSTRIM NOŽEM ODSTRANILI MAŠČOBO, MESO IN VEZIVNO TKIVO. USTVARI PRIVLAČNO PREDSTAVITEV. ZA TO PROSITE SVOJEGA MESARJA ALI PA TO STORITE SAMI.

CHUTNEY
½ skodelice nesladkanega soka granatnega jabolka
1 žlica svežega limoninega soka
1 šalotka, olupljena in na tanke rezine narezana
1 čajna žlička drobno naribane pomarančne lupinice
⅓ skodelice sesekljanih datljev Medjool
¼ čajne žličke zdrobljene rdeče paprike
¼ skodelice granatnega jabolka *
1 žlica oljčnega olja
1 žlica sesekljanega svežega italijanskega (ploščati) peteršilja

JAGNJEČJE ZAREBRNICE
2 žlici olivnega olja
8 francoskih jagnječjih stegen

1. Za čatni v majhni ponvi zmešajte sok granatnega jabolka, limonin sok in šalotko. Zavremo; zmanjšati vročino. Odkrito dušite 2 minuti. Dodamo pomarančno lupinico, datlje in sesekljano rdečo papriko. Pustite stati, dokler se ne ohladi, približno 10 minut. Vmešajte granatna jabolka, 1 žlico oljčnega olja in peteršilj. Do serviranja pustite na sobni temperaturi.

2. Za kotlete segrejte 2 žlici oljčnega olja v veliki ponvi na srednjem ognju. Delajte v serijah, dodajte kotlete v ponev in jih kuhajte 6 do 8 minut za srednje pečeno (145 °F) in jih enkrat obrnite. Vrhnje kotlete s čatnijem.

*Opomba: Sveža granatna jabolka in njihova semena so na voljo od oktobra do februarja. Če jih ne najdete, uporabite nesladkana posušena semena, da čatniju dodate hrustljavost.

CHIMICHURRI JAGNJEČJI KOTLETI Z RADIČEVO SOLJO

PRIPRAVA: 30 minut mariniranja: 20 minut kuhanja: 20 minut naredi: 4 porcije

V ARGENTINI JE CHIMICHURRI NAJBOLJ PRILJUBLJENA ZAČIMBAKI JE PRILOŽEN DOBRO ZNANEMU PODEŽELSKEMU ZREZKU NA ŽARU GAUČO. OBSTAJA VELIKO RAZLIČIC, TODA GOSTA ZELIŠČNA OMAKA JE OBIČAJNO SESTAVLJENA IZ PETERŠILJA, KORIANDRA ALI ORIGANA, ŠALOTKE IN/ALI ČESNA, ZDROBLJENE RDEČE PAPRIKE, OLJČNEGA OLJA IN RDEČEGA VINSKEGA KISA. ODLIČEN JE NA ZREZKU NA ŽARU, A ENAKO ODLIČEN NA OCVRTIH ALI V PONVI OCVRTIH JAGNJEČJIH KOTLETIH, PIŠČANCU IN SVINJINI.

8 kotletov jagnječjih nog, narezanih 1 cm debelo
½ skodelice omake Chimichurri (glejte recept)
2 žlici olivnega olja
1 sladka čebula, prepolovljena in narezana
1 žlička zmletih kuminovih semen*
1 strok česna, sesekljan
1 glavica radiča, olupljena in narezana na tanke trakove
1 žlica balzamičnega kisa

1. Jagnječje kotlete položite v zelo veliko skledo. Po vrhu pokapljajte 2 žlici omake Chimichurri. S prsti vtrite omako po celotni površini vsakega kotleta. Pustite, da se kotleti na sobni temperaturi marinirajo 20 minut.

2. Medtem za solato iz praženega radiča v zelo veliki ponvi segrejte 1 žlico oljčnega olja. Dodamo čebulo, semena kumine in česen; kuhajte 6 do 7 minut ali dokler se čebula ne zmehča, pogosto mešajte. Dodamo radič; kuhajte 1 do 2

minuti ali dokler radič rahlo oveni. Prenesite skledo v veliko skledo. Dodamo balzamični kis in dobro premešamo. Pokrijte in hranite na toplem.

3. Obrišite posodo. V ponev dodajte preostalo 1 žlico oljčnega olja in segrejte na srednje močnem ognju. Dodajte jagnječje kotlete; zmanjšajte toploto na srednjo. Kuhajte 9 do 11 minut ali dokler niso pripravljeni, zrezke občasno obrnite s kleščami.

4. Kotlete postrezite s solato in preostalo omako Chimichurri.

*Opomba: če želite zdrobiti semena kumine, uporabite terilnico ali pa semena položite na desko za rezanje in jih zdrobite s kuharskim nožem.

JAGNJEČJI KOTLETI Z SARKOM IN ŽAJBLJEM Z REMULADO IZ SLADKEGA KROMPIRJA IN KORENČKA

PRIPRAVA: 12 minut ohlajanje: 1 do 2 uri pečenje na žaru: 6 minut: 4 porcije

OBSTAJAJO TRI VRSTE JAGNJEČJIH KOTLETOV. DEBELI IN MESNATI ZAREZKI SO VIDETI KOT MAJHNI ZREZKI S T-KOSTJO. ZAREBRNICE – KOT JIM PRI NAS PRAVIJO – SO NAREJENE Z ZAREZOVANJEM MED KOSTMI JAGNJEČJE REŠETKE. SO ZELO OBČUTLJIVI IN IMAJO OB STRANI DOLGO, PRIVLAČNO KOST. POGOSTO JIH POSTREŽEMO OCVRTE V PONVI ALI NA ŽARU. CENOVNO UGODNI ODREZKI IZ PLEČK SO NEKOLIKO MASTNEJŠI IN MANJ MEHKI OD DRUGIH DVEH VRST. NAJBOLJŠE SO ZAPEČENE IN NATO DUŠENE V VINU, JUŠNI JUŠNI BAZI IN PARADIŽNIKU – ALI V KAKŠNI KOMBINACIJI NAŠTETEGA.

- 3 srednje velika korenja, grobo naribana
- 2 majhna sladka krompirja, julien* ali grobo nariban
- ½ skodelice Paleo Mayo (glejte recept)
- 2 žlici svežega limoninega soka
- 2 čajni žlički gorčice Dijon (glejte recept)
- 2 žlici sesekljanega svežega peteršilja
- ½ čajne žličke črnega popra
- 8 jagnječjih stegen, narezanih na ½ do ¾ palca debelo
- 2 žlici sesekljanega svežega žajblja ali 2 žlički zdrobljenega posušenega žajblja
- 2 žlički mletega ancho čili popra
- ½ žličke česna v prahu

1. Za remulado v srednji skledi zmešajte korenje in sladki krompir. V majhni skledi zmešajte Paleo Mayo, limonin sok, gorčico Dijon, peteršilj in črni poper. Prelijemo

korenje in sladki krompir; vreči nositi. Pokrijte in ohladite 1 do 2 uri.

2. Medtem v majhni skledi zmešajte žajbelj, čili in česen v prahu. Z začimbno mešanico vtrite jagnječje kotlete.

3. Za žar na oglje ali plinski žar položite jagnječje kotlete neposredno na rešetko žara na srednji ogenj. Pokrijte in pecite na žaru 6 do 8 minut za srednje pečene (145 °F) ali 10 do 12 minut za srednje pečene (150 °F), pri čemer jih na polovici pečenja enkrat obrnite.

4. Jagnječje kotlete postrezite z remulado.

*Opomba: Za rezanje sladkega krompirja uporabite mandolino z nastavkom Julienne.

JAGNJEČJI KOTLETI S ŠALOTKO, METO IN ORIGANOM

PRIPRAVA: 20 minut Mariniranje: 1 do 24 ur Pečenje: 40 minut Peka na žaru: 12 minut
Naredi: 4 porcije

KOT PRI VEČINI MARINIRANEGA MESA, DLJE KOT BOSTE PRED KUHANJEM PUSTILI ZELIŠČA NA JAGNJEČJIH KOTLETIH, OKUSNEJŠI BODO. OBSTAJA IZJEMA OD TEGA PRAVILA IN TO JE, KO UPORABLJATE MARINADO, KI VSEBUJE ZELO KISLE SESTAVINE, KOT SO SOK CITRUSOV, KIS IN VINO. ČE BOSTE MESO PREDOLGO PUSTILI V KISLI MARINADI, BO ZAČELO RAZPADATI IN POSTALO MEHKO.

JAGNJETINA

- 2 žlici drobno sesekljane šalotke
- 2 žlici drobno sesekljane sveže mete
- 2 žlici drobno sesekljanega svežega origana
- 5 žličk sredozemskih začimb (glej recept)
- 4 žličke olivnega olja
- 2 stroka česna, sesekljana
- 8 kotletov jagnječjega hrbta, narezanih približno 1 cm debelo

SOLATA

- ¾ funta mlade pese, obrezane
- 1 žlica oljčnega olja
- ¼ skodelice svežega limoninega soka
- ¼ skodelice olivnega olja
- 1 žlica drobno sesekljane šalotke
- 1 čajna žlička gorčice Dijon (glejte recept)
- 6 skodelic mešane zelenjave
- 4 žličke sesekljanega drobnjaka

1. Za jagnjetino v majhni skledi zmešajte 2 žlici šalotke, meto, origano, 4 žličke sredozemskih začimb in 4 žličke oljčnega olja. Jagnječjo enolončnico potresemo z naribanim mesom; vtrite s prsti. Kotlete položimo na krožnik; pokrijte s plastično folijo in pustite v hladilniku vsaj 1 uro ali do 24 ur, da se marinira.

2. Za solato segrejte pečico na 400°F. Peso dobro očistite; narežemo na čolne. Položimo v 2-litrski lonec. Pokapljamo z 1 žlico olivnega olja. Posodo pokrijemo s folijo. Pražimo približno 40 minut oziroma toliko časa, da se rdeča pesa zmehča. Povsem ohladite. (Rdečo peso lahko cvremo največ 2 dni prej.)

3. V kozarcu zmešajte limonin sok, ¼ skodelice olivnega olja, 1 žlico šalotke, dijonsko gorčico in preostalo 1 čajno žličko sredozemskih začimb. Zaprite in dobro pretresite. V solatni skledi združite peso in zelenjavo; vmešajte nekaj vinaigrette.

4. Za žar na oglje ali plinski žar položite kotlete na namaščeno rešetko žara neposredno na srednji ogenj. Pokrijte in pecite na žaru do želene stopnje pečenja, na polovici pečenja pa enkrat obrnite. Pustite 12 do 14 minut za srednje pečene (145 °F) ali 15 do 17 minut za srednje pečene (160 °F).

5. Za serviranje na vsakega od štirih krožnikov položite 2 jagnječja kotleta in nekaj solate. Potresemo z drobnjakom. Pazi na vinaigrette.

VRTNI POLNJENI JAGNJEČJI BURGERJI S KULIJEM IZ RDEČE PAPRIKE

PRIPRAVA: 20 minut stoji: 15 minut žar: 27 minut naredi: 4 porcije

COULIS NI NIČ DRUGEGA KOT PREPROSTA, GLADKA OMAKA IZ PASIRANEGA SADJA ALI ZELENJAVE. SVETLA IN LEPA OMAKA IZ RDEČEGA POPRA ZA TE BURGERJE Z JAGNJETINO DOBI DVOJNO DOZO DIMA – OD PEČENJA NA ŽARU IN OD DIMLJENE PAPRIKE.

RDEČA PAPRIKA COULIS
- 1 velika rdeča sladka paprika
- 1 žlica suhega belega vina ali belega vinskega kisa
- 1 žlička olivnega olja
- ½ žličke dimljene paprike

HAMBURGERJI
- ¼ skodelice sesekljanih razžveplanih posušenih paradižnikov
- ¼ skodelice naribanih bučk
- 1 žlica sesekljane sveže bazilike
- 2 žlici olivnega olja
- ½ čajne žličke črnega popra
- 1½ funta mlete jagnjetine
- 1 beljak, rahlo stepen
- 1 žlica sredozemskih začimb (glej recept)

1. Za kulis z rdečo papriko položite rdečo papriko na rešetko žara neposredno na srednji ogenj. Pokrijte in pecite na žaru 15 do 20 minut ali dokler ne zoglene in postane zelo mehka, pri čemer papriko vsakih 5 minut obrnite, da zogleni na vsaki strani. Odstranite iz žara in takoj položite v papirnato vrečko ali folijo, da popolnoma zaprete paprike. Pustite stati 15 minut ali dokler se dovolj ohladi,

da ga lahko obvladate. Z ostrim nožem previdno odstranite kožo in jo zavrzite. Papriko po dolžini razrežite na četrtine in ji odstranite peclje, semena in membrane. V sekljalniku zmešajte pečeno papriko, vino, olivno olje in prekajeno papriko. Pokrijte in predelajte ali mešajte, dokler ni gladka.

2. Medtem za nadev v manjšo posodo dajte posušene paradižnike in jih prelijte z vrelo vodo. Pustite 5 minut; odtok Paradižnike in naribane bučke posušite s papirnatimi brisačkami. V majhni skledi zmešajte paradižnik, bučke, baziliko, oljčno olje in ¼ čajne žličke črnega popra; dati na stran.

3. V veliki skledi zmešajte jagnjetino, beljak, ¼ žličke črnega popra in mediteranske začimbe; dobro premešaj. Mesno zmes razdelite na osem enakih delov in vsakega oblikujte v ¼ palca debele kose. Spoon nadev na štiri polpete; na vrh položite preostale pite in stisnite robove, da zaprete nadev.

4. Piškote položite neposredno na rešetko za žar na srednji ogenj. Pokrijte in pecite na žaru 12 do 14 minut ali dokler ni končano (160 °F), na polovici pečenja enkrat obrnite.

5. Za serviranje hamburgerje obložite s coulijem iz rdeče paprike.

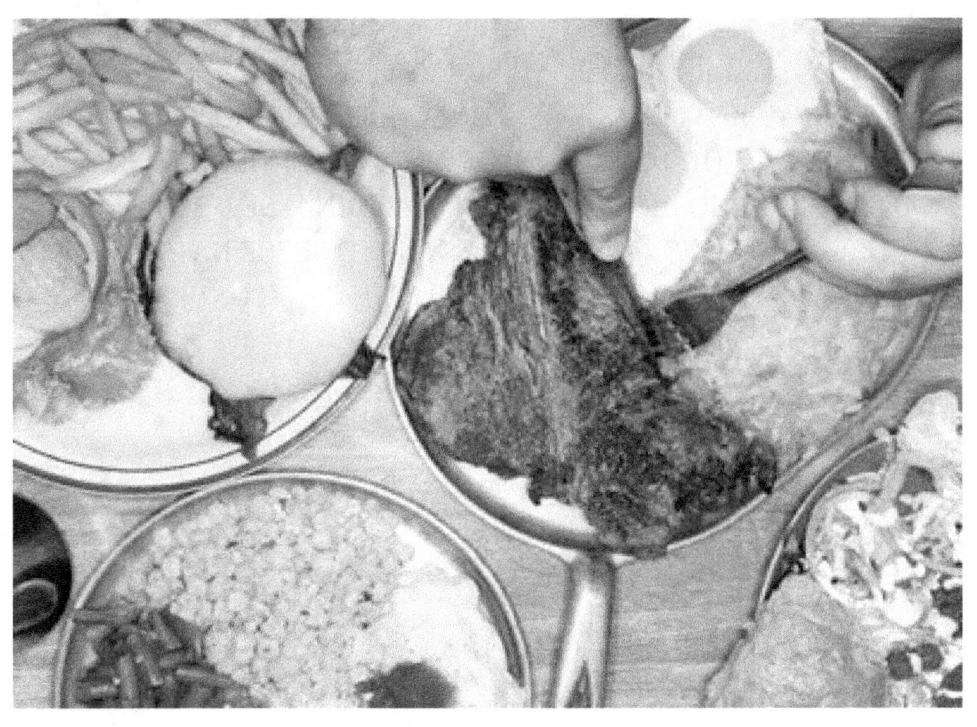

DVOJNI JAGNJEČJI RAŽNJIČI Z ORIGANOM IN CACIKI OMAKO

PIJAČA:30 minut priprave: 20 minut hlajenje: 30 minut žara: 8 minut naredi: 4 porcije

TI JAGNJEČJI KOTLETI SO V BISTVUKAR JE V SREDOZEMLJU IN NA BLIŽNJEM VZHODU ZNANO KOT KOFTA – ZAČINJENO MLETO MESO (OBIČAJNO JAGNJETINA ALI GOVEDINA) SE OBLIKUJE V KROGLICE ALI OKOLI NABODALA IN NATO SPEČE NA ŽARU. SVEŽ IN POSUŠEN ORIGANO JIM DAJE ODLIČEN GRŠKI OKUS.

8 10-palčnih lesenih nabodal

JAGNJEČJI RAŽNJIČI

1½ funta puste jagnjetine
1 manjša čebula, naribana in posušena
1 žlica sesekljanega svežega origana
2 žlički posušenega zdrobljenega origana
1 žlička črnega popra

TZATZIKI OMAKA

1 skodelica Paleo Mayo (glejte recept)
½ velike kumare, očiščene in naribane ter posušene
2 žlici svežega limoninega soka
1 strok česna, sesekljan

1. Nabodala za 30 minut namočite v toliko vode, da so pokrita.

2. Za jagnjetino v veliki skledi zmešajte mleto jagnjetino, čebulo, svež in posušen origano ter poper; dobro premešaj. Mešanico jagnjetine razdelite na osem enakih delov. Vsak del oblikujte okoli polovice nabodala, tako da ustvarite 5×1-palčno poleno. Pokrijte in ohladite vsaj 30 minut.

3. Medtem za Tzatziki omako v majhni skledi zmešajte paleo majo, kumare, limonin sok in česen. Pokrijte in ohladite do serviranja.

4. Za žar na oglje ali plinski žar položite jagnječjo nogo na rešetko žara neposredno na srednji ogenj. Pokrijte in pecite približno 8 minut na srednjem žaru (160 °F), na polovici pečenja enkrat obrnite.

5. Jagnjetino postrezite s Tzatziki omako.

OCVRT PIŠČANEC Z ŽAFRANOM IN LIMONO

PRIPRAVA: 15 minut hlajenja: 8 ur praženja: 1 ura 15 minut stanja: 10 minut: 4 porcije

ŽAFRAN SO POSUŠENI PRAŠNIKIVRSTE CVETOV KROKUSOV. JE DRAGO, A MALO GRE DALEČ. TEMU HRUSTLJAVEMU PIŠČANCU DODA ZEMELJSKI, ZNAČILEN OKUS IN ČUDOVITO RUMENO BARVO.

1 4- do 5-kilogramski cel piščanec
3 žlice oljčnega olja
6 strokov česna, strtih in olupljenih
1½ žlice drobno naribane limonine lupinice
1 žlica svežega timijana
1½ žličke črnega popra
½ žličke žafranove niti
2 lovorjeva lista
1 limona, narezana na četrtine

1. Odstranite vrat in drobovje s piščanca; zavrzite ali shranite za druge namene. Izperite votlino telesa piščanca; posušite s papirnato brisačo. Odrežite odvečno kožo ali maščobo s piščanca.

2. V kuhinjskem robotu zmešajte olivno olje, česen, limonino lupinico, timijan, poper in žafran. Postopek, da nastane gladko testo.

3. S prsti vtrite testo po zunanji površini piščanca in notranji votlini. Prenesite piščanca v veliko skledo; pokrijte in ohladite vsaj 8 ur ali čez noč.

4. Pečico segrejte na 425°F. V votlino piščanca položite četrtine limone in lovorjev list. Noge povežite skupaj s kuhinjsko vrvico iz 100% bombaža. Postavite krila pod piščanca. Termometre za meso vstavite v notranjo stegensko mišico, ne da bi se dotaknili kosti. Piščanca položite na rešetko v velikem pekaču.

5. Pražimo 15 minut. Zmanjšajte temperaturo pečice na 375 °F. Pečemo še približno 1 uro ali dokler sok ne steče in termometer pokaže 175°F. Piščanec na žaru z aluminijasto folijo. Pustite stati 10 minut pred rezljanjem.

SPATCHCOCKED PISCANEC Z JICAMA SLAW

PRIPRAVA: 40 minut žara: 1 ura 5 minut stoji: 10 minut: 4 porcije

"SPATCHCOCK" JE STAR KULINARIČNI IZRAZ KI JE BIL PRED KRATKIM SPET V UPORABI ZA OPIS POSTOPKA, KO MAJHNO PTICO – KOT JE PIŠČANEC ALI JEREB – RAZREŽEMO PO HRBTU IN JO NATO ODPREMO TER SPLOŠČIMO KOT KNJIGO, DA SE HITREJE IN ENAKOMERNEJE SKUHA. PODOBEN JE METULJU, VENDAR SE NANAŠA SAMO NA PERUTNINO.

PIŠČANEC
- 1 poblano čili
- 1 žlica drobno sesekljane šalotke
- 3 stroki česna, sesekljani
- 1 čajna žlička drobno naribane limonine lupinice
- 1 čajna žlička drobno naribane limetine lupinice
- 1 žlička Smoky Spice (glej recept)
- ½ čajne žličke zdrobljenega posušenega origana
- ½ čajne žličke mlete kumine
- 1 žlica oljčnega olja
- 1 3 do 3½ funtov celega piščanca

SLAW
- ½ srednje velike jice, olupljene in narezane na trakove julienne (približno 3 skodelice)
- ½ skodelice na tanko narezane čebule (4)
- 1 jabolko Granny Smith, olupljeno, brez peščic in narezano na trakove julienne
- ⅓ skodelice sesekljanega svežega cilantra
- 3 žlice svežega pomarančnega soka
- 3 žlice oljčnega olja
- 1 čajna žlička limonino-zeliščne začimbe (glej recept)

1. Za žar na oglje razporedite srednje vroče oglje na eno stran žara. Pod prazno stran žara postavite posodo za zbiranje tekočine. Poblano postavite na rešetko za žar neposredno na srednji ogenj. Pokrijte in pecite na žaru 15 minut ali dokler poblano ne zogleni z vseh strani, občasno obrnite. Poblano takoj zavijte v folijo; pustite stati 10 minut. Odprite folijo in poblano po dolžini prerežite na pol; odstranite stebla in semena (glejte<u>napitnina</u>). Z ostrim nožem previdno olupimo kožo in jo zavržemo. Poblano drobno sesekljajte. (Za plinske žare predhodno segrejte žar; zmanjšajte toploto na srednjo temperaturo. Nastavite za indirektno kuhanje. Pecite kot zgoraj na prižganem gorilniku.)

2. Za drgnjenje v majhni skledi zmešajte poblano, šalotko, česen, limonino lupinico, limetino lupinico, dimljeno začimbo, origano in kumino. Vmešajte olje; dobro premešajte, da naredite pasto.

3. Za mariniranje piščanca odstranite vrat in drobovje s piščanca (prihranite za drugo uporabo). Piščanca položite s prsmi navzdol na desko za rezanje. S kuhinjskimi škarjami zarežemo eno stran hrbta po dolžini, od konca vratu. Ponovite vzdolžni rez na nasprotni strani hrbtenice. Odstranite in zavrzite hrbtenico. Piščanca obrnite s kožo navzgor. Pritisnite med prsi, da zlomite prsnico, tako da piščanec leži ravno.

4. Začnite pri vratu na eni strani prsi in s prsti drsite med kožo in mesom, medtem ko se premikate proti stegnu, kožo zrahljajte. Zrahljajte kožo okoli stegna. Ponovite na drugi strani. S prsti namažite meso pod kožo piščanca.

5. Piščanca položite s prsmi navzdol na rešetko za žar nad ponev za zbiranje tekočine. Obtežite z dvema v folijo ovitima opekama ali veliko litoželezno ponev. Pokrijte in pecite na žaru 30 minut. Piščanca obrnite s kostmi navzdol na rešetko in ga ponovno obtežite z opekami ali ponev. Pokrito pecite na žaru še približno 30 minut ali dokler piščanec ni več rožnat (175 °F v stegenski mišici). Odstranite piščanca z žara; pustite stati 10 minut. (Za plinski žar postavite piščanca na rešetko za žar stran od ognja. Pecite kot zgoraj.)

6. Medtem za skledo v veliki skledi zmešajte jicama, čebulo, jabolko in koriander. V manjši skledi zmešajte pomarančni sok, olje in limonino zelišče. Prelijte čez mešanico jicama in premešajte. Piščanca postrezite s skledo.

PEČENE PIŠČANČJE KRAČE Z VODKO, KORENČKOM IN PARADIŽNIKOVO OMAKO

PRIPRAVA: 15 minut kuhanja: 15 minut pečenja: 30 minut naredi: 4 porcije

VODKA JE LAHKO NAREJENA IZ VEČRAZLIČNA ŽIVILA, VKLJUČNO S KROMPIRJEM, KORUZO, RŽJO, PŠENICO IN JEČMENOM – CELO GROZDJE. ČEPRAV V TEJ OMAKI NI VELIKO VODKE, ČE JO RAZDELITE NA ŠTIRI PORCIJE, POIŠČITE VODKO, NAREJENO IZ KROMPIRJA ALI GROZDJA, KI BO PALEO ZDRUŽLJIVA.

3 žlice oljčnega olja
4 piščančja stegna s kostmi ali mesnati kosi piščanca brez kože
1 28-unčna pločevinka nesoljenih slivovih paradižnikov, odcejenih
½ skodelice drobno sesekljane čebule
½ skodelice drobno sesekljanega korenja
3 stroki česna, sesekljani
1 žlička sredozemskih začimb (glej[recept](recept))
⅛ čajne žličke kajenskega popra
1 vejica svežega rožmarina
2 žlici vodke
1 žlica sesekljane sveže bazilike (neobvezno)

1. Pečico segrejte na 375°F. V veliki ponvi na srednje močnem ognju segrejte 2 žlici olja. Dodajte piščanca; kuhajte približno 12 minut ali dokler ne porjavi in enakomerno porjavi. Pekač postavimo v ogreto pečico. Pražimo nepokrito 20 minut.

2. Medtem za omako s kuhinjskimi škarjami narežemo paradižnik. Segrejte preostalo 1 žlico olja v srednji ponvi na srednjem ognju. Dodajte čebulo, korenje in česen;

kuhajte 3 minute ali dokler se ne zmehča in pogosto mešajte. Primešamo na kocke narezan paradižnik, mediteranske začimbe, kajenski poper in vejico rožmarina. Zavremo na srednje močnem ognju; zmanjšati vročino. Odkrito dušite 10 minut in občasno premešajte. Vmešajte vodko; kuhajte še 1 minuto; odstranite in zavrzite vejico rožmarina.

3. Piščanca v ponvi prelijemo z omako. Pekač vrnemo v pečico. Pecite pokrito še približno 10 minut ali dokler piščanec ni več mehak in ni več rožnat (175 °F). Po želji potresemo z baziliko.

POULET ROTI IN RUTABAGA FRITES

PRIPRAVA: 40 minut Peka: 40 minut Naredi: 4 porcije

HRUSTLJAVI KROMPIRČEK RUTABAGA JE OKUSEN POSTREŽENI Z OCVRTIM PIŠČANCEM IN PRIPADAJOČIMI SOKOVI ZA KUHANJE - VENDAR SO PRAV TAKO OKUSNI, ČE SO PRIPRAVLJENI SAMI IN POSTREŽENI S PALEO KEČAPOM (GLEJRECEPT) ALI POSTREŽENO V BELGIJSKEM SLOGU S PALEO AÏOLI (ČESNOVA MAJONEZA, GLEJRECEPT).

6 žlic oljčnega olja
1 žlica sredozemskih začimb (glejrecept)
4 piščančja stegna s kostmi, brez kože (skupaj približno 1 ¼ funta)
4 piščančje prsi, brez kože (skupaj približno 1 funt)
1 skodelica suhega belega vina
1 skodelica piščančje kostne juhe (glejrecept) ali piščančje juhe brez soli
1 majhna čebula, narezana na četrtine
Olivno olje
1½ do 2 funta avtobusne prtljage
2 žlici sesekljanega svežega drobnjaka
Črni poper

1. Pečico segrejte na 400°F. V manjši skledi zmešajte 1 žlico oljčnega olja in mediteransko začimbo; natrite na kose piščanca. V zelo veliki ponvi segrejte 2 žlici olja. Dodajte koščke piščanca z mesom navzdol. Kuhajte brez pokrova približno 5 minut ali dokler ne porjavi. Odstranite ponev z ognja. Kose piščanca obrnite s popečeno stranjo navzgor. Dodamo vino, juho iz piščančjih kosti in čebulo.

2. Pekač postavite v pečico na srednjo rešetko. Pečemo, nepokrito, 10 minut.

3. Medtem, za frites, rahlo premažite velik pekač z oljčnim oljem; dati na stran. Odlepiti avtobusno prtljago. Z ostrim nožem narežite rutabagas na ½-palčne rezine. Po dolžini narežite na ½ inčne trakove. V veliki skledi premešajte trakove rutabage s preostalimi 3 žlicami olja. Trakove rutabage razporedite v eni plasti na pripravljen pekač; postavite v pečico na zgornjo rešetko. Pečemo 15 minut; obrnite pomfrit. Piščanca pecite dodatnih 10 minut ali dokler ne postane več rožnat (175 °F). Odstranite piščanca iz pečice. Čips pecite 5 do 10 minut ali dokler ne porjavi in postane mehak.

4. Odstranite piščanca in čebulo iz ponve in prihranite sok. Piščanca in čebulo pokrijte, da ostaneta topla. Na srednjem ognju zavrite sok; zmanjšati vročino. Odkrito dušite še približno 5 minut ali dokler se sok nekoliko ne zmanjša.

5. Za serviranje krompirček potresemo z drobnjakom in začinimo s poprom. Piščanca postrezite s kuharskimi sokovi in krompirčkom.

TROJNI GOBJI COQ AU VIN Z DROBNJAKOVIM PIREJEM RUTABAGAS

PRIPRAVA: 15 minut kuhanja: 1 ura 15 minut naredi: 4 do 6 obrokov

ČE JE V SKLEDI KAJ GRAMOZAPOTEM KO SO POSUŠENE GOBE NAMOČENE – IN VERJETNO BODO – PRECEDITE TEKOČINO SKOZI DVOJNO DEBELO GAZO, KI JO POLOŽITE V CEDILO Z DROBNO MREŽICO.

1 unča posušenih gob ali smrčkov

1 skodelica vrele vode

2 do 2½ funta piščančjih stegen in bedrc, olupljenih

Črni poper

2 žlici olivnega olja

2 srednje velika pora po dolgem prepolovite, oplaknite in na tanko narežite

2 gobi portobello, narezani

8 unč svežih gob ostrig, narezanih na peclje in narezane, ali svežih gob, narezanih

¼ skodelice paradižnikove paste brez soli

1 čajna žlička zdrobljenega posušenega majarona

½ čajne žličke zdrobljenega posušenega timijana

½ skodelice suhega rdečega vina

6 skodelic piščančje kostne juhe (glej recept) ali piščančje juhe brez soli

2 lovorjeva lista

2 do 2½ funtov rutabagas, olupljenih in narezanih

2 žlici sesekljanega svežega drobnjaka

½ čajne žličke črnega popra

Sesekljan svež timijan (neobvezno)

1. V majhni skledi zmešajte gobe in vrelo vodo; pustite 15 minut. Odstranite gobe in prihranite tekočino za namakanje. Gobe sesekljajte. Gobe in tekočino za namakanje odstavimo.

2. Piščanca potresemo s poprom. V zelo veliki ponvi s tesno prilegajočim pokrovom segrejte 1 žlico oljčnega olja na srednje močnem ognju. Kose piščanca v dveh serijah kuhajte na vročem olju približno 15 minut, dokler rahlo ne porjavijo, in jih enkrat obrnite. Odstranite piščanca iz ponve. Vmešajte por, gobe portobello in ostrigarje. Kuhajte 4 do 5 minut ali samo toliko časa, da gobe začnejo rjaveti, občasno premešajte. Vmešajte paradižnikovo pasto, majaron in timijan; kuhamo in mešamo 1 minuto. Vmešajte vino; kuhamo in mešamo 1 minuto. Vmešajte 3 skodelice juhe iz piščančjih kosti, lovorjev list, ½ skodelice tekočine za namakanje gob in rehidrirane sesekljane gobe. Piščanca vrnite v ponev. Zavremo; zmanjšati vročino. Pokrito dušite približno 45 minut ali dokler se piščanec ne zmehča,

3. Medtem v velikem loncu zmešajte rutabagas in preostale 3 skodelice juhe. Po potrebi dodamo vodo, da so rutabage prekrite. Zavremo; zmanjšati vročino. Odkrito dušite 25 do 30 minut ali dokler se rutabaga ne zmehča, občasno premešajte. Rutabagas odcedite, tekočino pa prihranite. Rutabage vrnite v lonec. Dodajte preostalo 1 žlico oljčnega olja, drobnjak in ½ čajne žličke popra. Z mešalnikom za krompir pretlačite mešanico rutabage in po potrebi dodajte tekočino za kuhanje, da dobite želeno gostoto.

4. Odstranite lovorjev list iz piščančje mešanice; vrzi stran Postrezite piščanca in omako čez pire iz rutabagas. Po želji potresemo s svežim timijanom.

BRESKOVE GLAZIRANE PALČKE

PRIPRAVA: 30 minut žara: 40 minut naredi: 4 porcije

TE PIŠČANČJE KRAČE SO POPOLNES HRUSTLJAVO SKLEDO IN PIKANTNIM SLADKIM KROMPIRJEM IZ PEČICE PO RECEPTU ZA TUNIZIJSKO ZAČINJENO NARIBANO SVINJINO (GLEJ<u>RECEPT</u>). TUKAJ SO PRIKAZANI S HRUSTLJAVO ZELJNO SOLATO Z REDKVICAMI, MANGOM IN METO (GLEJ<u>RECEPT</u>).

PEACH-BRANDY GLAZE

- 1 žlica oljčnega olja
- ½ skodelice sesekljane čebule
- 2 sveži srednji breskvi, razpolovljeni, brez koščic in narezani
- 2 žlici žganja
- 1 skodelica BBQ omake (glej<u>recept</u>)
- 8 piščančjih krač (skupaj 2 do 2½ funtov), po želji olupljenih

1. Za glazuro segrejte olivno olje v srednji ponvi na srednjem ognju. Dodajte čebulo; kuhajte približno 5 minut ali dokler se ne zmehča, občasno premešajte. Dodajte breskve. Pokrijte in med občasnim mešanjem kuhajte 4 do 6 minut oziroma dokler se breskve ne zmehčajo. Dodajte žganje; kuhajte nepokrito 2 minuti in občasno premešajte. Malo ohladite. Breskovo mešanico prenesite v mešalnik ali kuhinjski robot. Pokrijte in mešajte ali obdelajte, dokler ni gladka. Dodamo BBQ omako. Pokrijte in mešajte ali obdelajte, dokler ni gladka. Omako dajte nazaj v lonec. Kuhajte na srednje nizkem ognju, dokler se ne segreje. Prenesite ¾ skodelice omake v majhno skledo, da premažete piščanca. Preostalo omako hranite na toplem, da jo postrežete s piščancem na žaru.

2. Za žar na oglje razporedite srednje vroče oglje po posodi za zbiranje tekočine. Testirajte na srednjem ognju nad ponvo. Piščančje prsi položite na rešetko za žar nad ponev. Pokrijte in pecite na žaru 40 do 50 minut ali dokler piščanec ni več rožnat (175 °F), pri čemer ga na polovici pečenja enkrat obrnite in zadnjih 5 do 10 minut pečenja premažite z ¾ skodelice glazure Peach-Brandy. (Za plinski žar predhodno segrejte žar. Zmanjšajte toploto na srednjo temperaturo. Prilagodite toploto za posredno kuhanje. Dodajte piščančje prsi na rešetko žara, ne da bi bile pregrete. Pokrijte in pecite po navodilih.)

V ČILIJU MARINIRAN PIŠČANEC S SOLATO IZ MANGA IN MELONE

PRIPRAVA: 40 minut hlajenje/mariniranje: 2 do 4 ure pečenje na žaru: 50 minut naredi: 6 do 8 obrokov

ANCHO ČILI JE POSUŠEN POBLANO-SIJAJNI, GLOBOKO ZELENI ČILI Z IZJEMNO SVEŽIM OKUSOM. ANCHO ČILI IMAJO RAHLO SADEN OKUS S PRIDIHOM SLIV ALI ROZIN IN PRIOKUSOM GRENKOBE. NOVOMEHIŠKI ČILI JE LAHKO ZMERNO PEKOČ. TO SO TEMNO RDEČI ČILI, KI JIH VIDITE OBEŠENE V RISTRASIH – PISANI POSTAVI SUŠEČIH SE ČILIJEV – V DELIH JUGOZAHODA.

PIŠČANEC
- 2 posušena novomehiška čilija
- 2 suha čilija
- 1 skodelica vrele vode
- 3 žlice oljčnega olja
- 1 velika sladka čebula, olupljena in na debelo narezana
- 4 paradižniki Roma brez sredice
- 1 žlica sesekljanega česna (6 strokov)
- 2 žlički mlete kumine
- 1 čajna žlička zdrobljenega posušenega origana
- 16 piščančjih mehkov

SOLATA
- 2 skodelici narezane melone
- 2 skodelici medene rose v kockah
- 2 skodelici na kocke narezanega manga
- ¼ skodelice svežega limetinega soka
- 1 čajna žlička čilija v prahu
- ½ čajne žličke mlete kumine
- ¼ skodelice sesekljanega svežega cilantra

1. Pri piščancu odstranite stebla in semena iz posušenih novomehiških in ančo čilijev. Na srednjem ognju segrejte veliko ponev. Čilije pražite v ponvi 1 do 2 minuti oziroma toliko časa, da zadišijo in so rahlo popečeni. V majhno skledo položite pražene čile; dodajte vrelo vodo v skledo. Pustite stati vsaj 10 minut ali dokler ni pripravljen za uporabo.

2. Segrejte žar. Pekač obložite s folijo; namažite z 1 žlico olivnega olja preko aluminijaste folije. V ponev položite rezine čebule in paradižnik. Pecite približno 4 cm od vročine 6 do 8 minut ali dokler se ne zmehča in zoglene. Čilije odcedite, vodo pa prihranite.

3. Za marinado zmešajte čili, čebulo, paradižnik, česen, kumino in origano v mešalniku ali kuhinjskem robotu. Pokrijte in mešajte ali obdelajte, dokler ni gladka, ter po potrebi dodajte dodatno vodo, da pire do želene konsistence.

4. Piščanca položite v veliko plastično vrečko, ki jo je mogoče zapreti, v plitvo posodo. Piščanca v vrečki prelijemo z marinado in vrečko obračamo, da se enakomerno prekrije. Marinirajte v hladilniku 2 do 4 ure in vrečko občasno obrnite.

5. Za solato v veliki skledi zmešajte melono, medeno roso, mango, limetin sok, 2 žlici oljčnega olja, čili v prahu, kumino in koriander. Premešajte na plašč. Pokrijte in ohladite 1 do 4 ure.

6. Za žar na oglje razporedite srednje vroče oglje okoli ponve. Testirajte na srednjem ognju nad posodo. Piščanca odcedite, marinado pa prihranite. Piščanca položite na

rešetko za žar nad posodo za zbiranje tekočine. Piščanca izdatno namažite z nekaj marinade (vso dodatno marinado zavrzite). Pokrijte in pecite na žaru 50 minut ali dokler piščanec ni več rožnat (175 °F), pri čemer ga na polovici pečenja enkrat obrnite. (Za plinski žar, segrejte žar. Zmanjšajte toploto na srednjo temperaturo. Nastavite za posredno kuhanje. Nadaljujte po navodilih, piščanca postavite na gorilnik, ki je ugasnjen.) Piščančje mehke postrezite s solato.

PIŠČANČJE KRAČE V SLOGU TANDOORI S KUMARIČNO RAITO

PRIPRAVA:20 minut Mariniranje: 2 do 24 ur Praženje: 25 minut Naredi: 4 porcije

RAITA JE NAREJENA IZ INDIJSKIH OREŠČKOVSMETANA, LIMONIN SOK, META, KORIANDER IN KUMARE. ZAGOTAVLJA HLADILNI PULT VROČEMU IN ZAČINJENEMU PIŠČANCU.

PIŠČANEC
1 čebula, narezana na tanke trakove
1 2-palčni kos svežega ingverja, olupljen in na četrtine narezan
4 stroki česna
3 žlice oljčnega olja
2 žlici svežega limoninega soka
1 čajna žlička mlete kumine
1 čajna žlička mlete kurkume
½ žličke mletega popra
½ čajne žličke mletega cimeta
½ čajne žličke črnega popra
¼ čajne žličke kajenskega popra
8 piščančjih prsi

KUMARA RAITA
1 skodelica kreme iz indijskih oreščkov (glejte recept)
1 žlica svežega limoninega soka
1 žlica sesekljane sveže mete
1 žlica sesekljanega svežega koriandra
½ čajne žličke mlete kumine
⅛ čajne žličke črnega popra
1 srednja kumara, olupljena, brez semen in narezana na kocke (1 skodelica)
Čolni z limono

1. Zmešajte čebulo, ingver, česen, olivno olje, limonin sok, kumino, kurkumo, piment, cimet, črni poper in kajenski poper v mešalniku ali predelovalcu hrane. Pokrijte in mešajte ali obdelajte, dokler ni gladka.

2. S konico noža za lupljenje štirikrat ali petkrat prebodite vsako kračko. Bedra položite v veliko plastično vrečko, ki jo je mogoče ponovno zapreti, v veliko skledo. Dodajte mešanico čebule; obrnite na pokrov. Marinirajte v hladilniku 2 do 24 ur, vrečko občasno obrnite.

3. Segrejte žar. Odstranite piščanca iz marinade. S papirnatimi brisačkami pobrišite odvečno marinado s palčk. Polena razporedimo na rešetko neogrete ponve za žar ali pekač, obložen z aluminijasto folijo. Pečemo 6 do 8 palcev od vira toplote 15 minut. Vzvratni valji bobna; Pečemo približno 10 minut ali dokler piščanec ni več rožnat (175 °F).

4. Za raito v srednji skledi zmešajte kremo iz indijskih oreščkov, limonin sok, meto, koriander, kumino in črni poper. Nežno vmešajte kumaro.

5. Postrezite piščanca z raito in rezinami limone.

CURRY PIŠČANČJA ENOLONČNICA S KORENASTO ZELENJAVO, ŠPARGLJI IN ZELENIM JABOLKOM Z METO

PRIPRAVA: 30 minut kuhanja: 35 minut stoji: 5 minut naredi: 4 porcije

2 žlici rafiniranega kokosovega olja ali oljčnega olja
2 funta piščančjih prsi s kostmi, po želji odstranite kožo
1 skodelica sesekljane čebule
2 žlici naribanega svežega ingverja
2 žlici sesekljanega česna
2 žlici karija brez soli
2 žlici sesekljanega jalapeña brez semen (glejte napitnina)
4 skodelice juhe iz piščančjih kosti (glej recept) ali piščančje juhe brez soli
2 srednje velika sladka krompirja (približno 1 funt), olupljena in narezana
2 srednji pesi (približno 6 unč), olupljeni in narezani
1 skodelica brez semen, narezanega paradižnika
8 unč špargljev, obrezanih in narezanih na 1-palčne dolžine
1 13,5 unča pločevinke naravnega kokosovega mleka (kot je Nature's Way)
½ skodelice sesekljanega svežega cilantra
Jabolčno-mentov okus (glej recept, spodaj)
Apneni čolni

1. Segrejte olje na srednje močnem ognju v 6-litrski nizozemski pečici. Piščanca v serijah zapecite na vročem olju in enakomerno popecite približno 10 minut. Prenesite piščanca na krožnik; dati na stran.

2. Nastavite toploto na srednje. V lonec dodajte čebulo, ingver, česen, kari in jalapeño. Kuhajte in mešajte 5 minut ali dokler se čebula ne zmehča. Vmešajte juho iz piščančjih kosti, sladek krompir, peso in paradižnik. Kose piščanca vrnemo v lonec in piščanca namočimo s čim več tekočine. Zmanjšajte toploto na srednje nizko. Pokrijte in dušite 30

minut oziroma dokler piščanec ni več rožnat in zelenjava ni mehka. Vmešajte šparglje, kokosovo mleko in koriander. Odstranite z ognja. Pustite 5 minut. Po potrebi piščanca odrežite s kosti, da ga enakomerno razdelite med sklede. Postrezite z jabolčno meto Relish in rezinami limete.

Okus jabolka in mete: ½ skodelice nesladkanih kokosovih kosmičev sesekljajte v kuhinjskem robotu, dokler ne postanejo drobtine. Dodajte 1 skodelico svežih listov cilantra in kuhajte na pari; 1 skodelica svežih listov mete; 1 jabolko Granny Smith, olupljeno in narezano; 2 čajni žlički sesekljanega jalapeña brez semen (glejte<u>napitnina</u>); in 1 žlico svežega limetinega soka. Pulzirajte, dokler ni drobno sesekljan.

PIŠČANČJA SOLATA NA ŽARU Z MALINAMI, RDEČO PESO IN PRAŽENIMI MANDLJI

PRIPRAVA: 30 minut Pečenje: 45 minut Mariniranje: 15 minut Žar: 8 minut Naredi: 4 porcije

½ skodelice celih mandljev

1½ žličke oljčnega olja

1 srednja rdeča pesa

1 srednja zlata rdeča pesa

2 6- do 8-unč piščančje prsi brez kosti in kože

2 skodelici svežih ali zamrznjenih malin, odmrznjenih

3 žlice belega ali rdečega vinskega kisa

2 žlici sesekljanega svežega pehtrana

1 žlica sesekljane šalotke

1 čajna žlička gorčice Dijon (glejte recept)

¼ skodelice olivnega olja

Črni poper

8 skodelic spomladanske mešane solate

1. Za mandlje segrejte pečico na 400 °F. Na manjši pekač razporedite mandlje in jih premešajte s ½ žličke olivnega olja. Pecite približno 5 minut oziroma dokler ne zadiši in zlato porumeni. Naj se ohladi. (Mandlje lahko popečete 2 dni vnaprej in jih shranite v nepredušni posodi.)

2. Za peso vsako peso položite na majhen kos folije in čez vsako pokapajte ½ žličke oljčnega olja. Okoli pese ohlapno ovijte aluminijasto folijo in jo položite na pekač ali v nepregorno posodo. Peco pečemo v pečici pri 400 °F 40 do 50 minut ali dokler se ne zmehča, ko jo prebodemo z nožem. Odstranite iz pečice in pustite, dokler se dovolj ohladi, da se lahko obvlada. Za odstranitev kože uporabite

skalpel. Rdečo peso narežemo na kolesca in odstavimo. (Izogibajte se mešanju pese, da preprečite, da bi rdeča pesa obarvala zlato peso. Peso lahko spečete 1 dan prej in ohladite. Pustite, da se segreje na sobno temperaturo, preden postrežete.)

3. Vsako piščančjo prso vodoravno prerežite na pol za piščanca. Vsak kos piščanca položite med dva kosa plastične folije. S kladivom za meso nežno pretlačite na približno ¾ palca debeline. Piščanca položite v plitvo posodo in odstavite.

4. Za vinaigrette v veliki skledi z metlico rahlo zmečkajte ¾ skodelice malin (preostale maline prihranite za solato). Dodajte kis, pehtran, šalotko in dijonsko gorčico; metlico zmešajte. V tankem curku dodajte ¼ skodelice olivnega olja in dobro premešajte. Piščanca prelijte s ½ skodelice vinaigrette; vrzite piščanca na plašč (shranite preostali vinaigrette za solato). Piščanca mariniramo pri sobni temperaturi 15 minut. Piščanca vzamemo iz marinade in potresemo s poprom; zavrzite marinado, ki je ostala v jedi.

5. Pri žaru na oglje ali plinskem žaru postavite piščanca neposredno na rešetko žara na srednji ogenj. Pokrijte in pecite na žaru 8 do 10 minut ali dokler piščanec ni več rožnat, pri čemer ga na polovici pečenja enkrat obrnite. (Piščanca lahko spečete tudi na žar ponvi na štedilniku.)

6. V veliki skledi zmešajte solato, peso in preostalo 1¼ skodelice malin. Solato prelijemo s pridržano vinaigrette; nežno premešajte na plašč. Solato razdelite na štiri krožnike; na vrh vsakega položite piščančje prsi na žaru.

Pražene mandlje grobo sesekljajte in jih potresite po celem. Postrezite takoj.

PIŠČANČJE PRSI, POLNJENE Z BROKOLIJEM, S SVEŽO PARADIŽNIKOVO OMAKO IN CEZARJEVO SOLATO

PRIPRAVA: 40 minut kuhanja: 25 minut naredi: 6 obrokov

3 žlice oljčnega olja

2 žlički mletega česna

¼ čajne žličke zdrobljene rdeče paprike

1 funt raaba brokolija, obreženega in sesekljanega

½ skodelice nežveplanih zlatih rozin

½ skodelice vode

4 polovice piščančjih prsi brez kože in kosti od 5 do 6 unč

1 skodelica sesekljane čebule

3 skodelice narezanih paradižnikov

¼ skodelice sesekljane sveže bazilike

2 žlički rdečega vinskega kisa

3 žlice svežega limoninega soka

2 žlici Paleo Mayo (glej recept)

2 čajni žlički gorčice Dijon (glejte recept)

1 čajna žlička mletega česna

½ čajne žličke črnega popra

¼ skodelice olivnega olja

10 skodelic sesekljane zelene solate

1. V veliki ponvi segrejte 1 žlico oljčnega olja na srednje močnem ognju. Dodamo česen in sesekljano rdečo papriko; kuhajte in mešajte 30 sekund ali dokler ne zadiši. Dodajte sesekljan brokoli, rozine in ½ skodelice vode. Pokrijte in kuhajte približno 8 minut ali dokler brokoli ne oveni in postane mehak. Odstranite pokrov s ponve; pustite, da vsa odvečna voda izhlapi. Dati na stran.

2. Za zvitke vsako piščančjo prso po dolžini prepolovite; vsak kos položite med dva lista plastične folije. S ploščato stranjo kladiva za meso piščanca rahlo potolčete na približno ¼ palca debeline. Za vsak zvitek položite približno ¼ skodelice mešanice brokolija na enega od krajših koncev; zvijte, prepognite ob straneh, da popolnoma zaprete nadev. (Zvitke lahko naredite do en dan vnaprej in jih ohladite, dokler niso pripravljeni za kuhanje.)

3. V veliki ponvi segrejte 1 žlico oljčnega olja na srednje močnem ognju. Dodajte zvitke, zašijte stranice. Kuhajte približno 8 minut ali dokler ne porjavi z vseh strani, med kuhanjem dvakrat ali trikrat obrnite. Zvitke položimo na krožnik.

4. Za omako segrejte preostalo 1 žlico oljčnega olja v ponvi na srednjem ognju. Dodajte čebulo; kuhajte približno 5 minut ali dokler ne postane prosojno. Vmešajte paradižnik in baziliko. Na omako v ponvi položimo zvitke. Zavremo na srednje močnem ognju; zmanjšati vročino. Pokrijte in dušite približno 5 minut oziroma dokler paradižniki ne začnejo razpadati, vendar še vedno ohranijo obliko in se zvitki segrejejo.

5. Za preliv v majhni skledi zmešajte limonin sok, paleo majo, gorčico Dijon, česen in črni poper. Pokapljajte v ¼ skodelice oljčnega olja in mešajte, dokler ne nastane emulgija. V veliki skledi zmešajte preliv s sesekljano romaino. Za serviranje razdelite romaine na šest krožnikov. Cut zvitke in razporedite na romaine; prelijemo s kečapom.

PIŠČANČJI ZAVITEK SHAWARMA NA ŽARU S PIKANTNO ZELENJAVO IN OMAKO IZ PINJOL

PRIPRAVA:20 minut mariniranja: 30 minut peke na žaru: 10 minut naredi: 8 zavitkov (4 porcije)

1½ funtov piščančjih prsi brez kože in kosti, narezane na 2-palčne kose
5 žlic oljčnega olja
2 žlici svežega limoninega soka
1¾ žličke mlete kumine
1 čajna žlička mletega česna
1 žlička paprike
½ žličke karija v prahu
½ čajne žličke mletega cimeta
¼ čajne žličke kajenskega popra
1 srednja bučka, prepolovljena
1 majhen jajčevec, narezan na ½-palčne rezine
1 večja rumena sladka paprika, prepolovljena in očiščena semen
1 srednja rdeča čebula, narezana na četrtine
8 češnjevih paradižnikov
8 velikih listov maslene solate
Omaka iz praženih pinjol (glej recept)
Čolni z limono

1. Za marinado v majhni skledi zmešajte 3 žlice oljčnega olja, limonin sok, 1 čajno žličko kumine, česen, ½ čajne žličke paprike, curry v prahu, ¼ čajne žličke cimeta in kajenski poper. Kose piščanca položite v veliko plastično vrečko, ki jo je mogoče ponovno zapreti, in jo postavite v plitvo posodo. Piščanca prelijemo z marinado. Pečatna vrečka; torbo spremeni v plašč. Marinirajte v hladilniku 30 minut, vrečko občasno obrnite.

2. Odstranite piščanca iz marinade; zavrzite marinado. Piščanca nataknite na štiri dolga nabodala.

3. Na pekač položite bučke, jajčevce, papriko in čebulo. Pokapljamo z 2 žlicama olivnega olja. Potresemo s preostalo ¾ čajne žličke kumine, preostalo ½ čajne žličke paprike in preostalo ¼ čajne žličke cimeta; rahlo podrgnite po zelenjavi. Paradižnike nataknite na dve nabodali.

3. Za žar na oglje ali plinski žar položite piščančje in paradižnikove ražnjiče ter zelenjavo na rešetko žara na srednjo temperaturo. Pokrijte in pecite na žaru, dokler piščanec ni več rožnat, zelenjava pa rahlo zoglenela in hrustljava, pri tem pa enkrat obrnite. Pustite 10 do 12 minut za piščanca, 8 do 10 minut za zelenjavo in 4 minute za paradižnik.

4. Odstranite piščanca z nabodal. Piščančje meso sesekljamo in bučke, jajčevce in papriko narežemo na primerne kose. Odstranite paradižnike z nabodal (ne sekljajte). Na krožnik razporedimo piščanca in zelenjavo. Za serviranje položite nekaj piščanca in zelenjave v list solate; pokapljamo z omako iz praženih pinjol. Postrezite z rezinami limone.

V PEČICI PEČENE PIŠČANČJE PRSI Z GOBAMI, ČESNOVO PRETLAČENO CVETAČO IN PEČENIMI ŠPARGLJI

ZAČETEK DO KONCA: 50 minut pomeni: 4 obroke

4 10 do 12 unč piščančjih prsi s kostmi, brez kože
3 skodelice majhnih belih šampinjonov
1 skodelica na tanke rezine narezanega pora ali rumene čebule
2 skodelici piščančje kostne juhe (glej recept) ali piščančje juhe brez soli
1 skodelica suhega belega vina
1 velik šopek svežega timijana
Črni poper
Beli vinski kis (neobvezno)
1 glava cvetače, razdeljena na cvetače
12 olupljenih strokov česna
2 žlici olivnega olja
Beli ali kajenski poper
1 funt špargljev, narezanih
2 žlici olivnega olja

1. Pečico segrejte na 400°F. Piščančje prsi razporedite v 3-četrtinski pravokotni pekač; po vrhu z gobami in porom. Piščanca in zelenjavo zalijemo s piščančjo kostno juho in vinom. Po vsem skupaj potresemo timijan in potresemo s črnim poprom. Posodo pokrijemo s folijo.

2. Pečemo 35 do 40 minut oziroma dokler piščančji termometer s takojšnjim odčitavanjem ne pokaže 170°F. Odstranite in zavrzite vejice timijana. Po želji tekočino za dušenje pred serviranjem začinite s kančkom kisa.

2. Medtem v velikem loncu kuhajte cvetačo in česen v dovolj vrele vode, da pokrije približno 10 minut ali dokler ni zelo

mehka. Cvetačo in česen odcedimo, prihranimo 2 žlici tekočine od kuhanja. V kuhinjski robot ali veliko posodo za mešanje dajte cvetačo in prihranjeno tekočino za kuhanje. Predelajte do gladkega* ali pretlačite s tlačilko za krompir; primešajte 2 žlici oljčnega olja in po okusu začinite z belim poprom. Pustite na toplem do serviranja.

3. Šparglje v enem sloju razporedite po pekaču. Pokapajte z 2 žličkama oljčnega olja in premešajte. Potresemo s črnim poprom. Pecite v pečici pri 400 °F približno 8 minut ali dokler ne postane hrustljavo, pri tem pa enkrat premešajte.

4. Pretlačeno cvetačo razdelite na šest krožnikov. Na vrh položite piščanca, gobe in por. Pokapajte nekaj tekočine za dušenje; postrežemo s pečenimi šparglji.

*Opomba: če uporabljate kuhinjski robot, bodite previdni, da ne predelate preveč, sicer bo cvetača pretanka.

PIŠČANČJA JUHA NA TAJSKI NAČIN

PRIPRAVA: 30 minut Zamrzovanje: 20 minut Kuhanje: 50 minut Naredi: 4 do 6 obrokov

TAMARIND JE MUZIKALEN, KISELKAST SADEŽUPORABLJA SE V INDIJSKI, TAJSKI IN MEHIŠKI KUHINJI. ŠTEVILNE KOMERCIALNO PRIPRAVLJENE TAMARINDOVE PASTE VSEBUJEJO SLADKOR – POSKRBITE, DA KUPITE TAKŠNO, KI GA NE VSEBUJE. LISTE KAFIRSKE LIMETE LAHKO NAJDETE SVEŽE, ZAMRZNJENE IN POSUŠENE NA VEČINI AZIJSKIH TRGOV. ČE JIH NE NAJDETE, LISTE V TEM RECEPTU NADOMESTITE Z 1½ ČAJNE ŽLIČKE DROBNO NARIBANE LIMETINE LUPINICE.

- 2 stebla limonske trave, obrezana
- 2 žlici nerafiniranega kokosovega olja
- ½ skodelice na tanko narezane čebule
- 3 veliki stroki česna, narezani na tanke rezine
- 8 skodelic piščančje kostne juhe (glej_recept_) ali piščančje juhe brez soli
- ¼ skodelice nesladkane tamarindove paste (kot je blagovna znamka Tamicon)
- 2 žlici nori kosmičev
- 3 sveži tajski čiliji, narezani na tanke rezine z nedotaknjenimi semeni (glej_napitnina_)
- 3 listi kaffir limete
- 1 3-palčni kos ingverja, narezan na tanke rezine
- 4 polovice piščančjih prsi brez kože in kosti po 6 unč
- 1 14,5-unčna pločevinka brez soli, pečeni paradižniki, narezani na kocke, neodcejeni
- 6 unč tankih špargljev, obrezanih in diagonalno narezanih na ½-palčne kose
- ½ skodelice pakiranih listov tajske bazilike (glejte_Opomba_)

1. S hrbtno stranjo noža in močnim pritiskom potolčite stebla limonske trave. Stebla drobno sesekljajte.

2. Segrejte kokosovo olje v nizozemski pečici na srednjem ognju. Dodamo limonsko travo in čebulo; kuhajte 8 do 10

minut in pogosto mešajte. Dodajte česen; kuhajte in mešajte 2 do 3 minute ali dokler ne zadiši.

3. Dodajte piščančjo kostno juho, tamarindovo pasto, nori kosmiče, čili, liste limete in ingver. Zavremo; zmanjšati vročino. Pokrijte in pustite vreti 40 minut.

4. Medtem zamrznite piščanca za 20 do 30 minut ali dokler ni čvrst. Piščanca narežemo na tanke rezine.

5. Precedite juho skozi fino mrežasto cedilo v velik lonec in pritisnite s hrbtno stranjo velike žlice, da zmanjšate okus. Zavrzite trdne snovi. Juho zavremo. Primešamo piščanca, neodcejene paradižnike, šparglje in baziliko. Zmanjšajte vročino; dušite nepokrito 2 do 3 minute ali dokler ni piščanec kuhan. Postrezite takoj.

PEČEN PIŠČANEC Z LIMONO IN ŽAJBLJEM Z ENDIVIJO

PRIPRAVA:15 minut Pečenje: 55 minut Stojenje: 5 minut Naredi: 4 porcije

REZINE LIMONE IN LISTI ŽAJBLJAPOSTAVLJEN POD KOŽO PIŠČANCA, OKUSITE MESO MED PEČENJEM - IN NAREDITE ZNAČILEN DIZAJN POD HRUSTLJAVO, NEPROZORNO KOŽO, KO PRIDE IZ PEČICE.

4 piščančje prsi s kostmi (s kožo)
1 limona, zelo tanko narezana
4 veliki listi žajblja
2 žlici olivnega olja
2 žlički sredozemskih začimb (glej recept)
½ čajne žličke črnega popra
2 žlici ekstra deviškega oljčnega olja
2 šalotki, narezani
2 stroka česna, sesekljana
4 glavice endivije, po dolžini prepolovljene

1. Pečico segrejte na 400°F. Z nožem za lupljenje zelo previdno odstranite kožo z vsake polovice prsi, tako da jo pustite na eni strani. Na meso vsake prsi položite 2 rezini limone in 1 list žajblja. Nežno povlecite kožo nazaj na svoje mesto in jo rahlo pritisnite, da jo pritrdite.

2. Piščanca razporedimo v plitko ponev. Piščanca namažite z 2 žličkama oljčnega olja; potresemo z mediteranskimi začimbami in ¼ žličke popra. Pecite brez pokrova približno 55 minut ali dokler koža ne postane rjava in hrustljava in termometer s takojšnjim odčitavanjem,

vstavljen v rešetko za piščanca, pokaže 170 °F. Pred serviranjem naj piščanec počiva 10 minut.

3. Medtem v veliki ponvi na srednjem ognju segrejte 2 žlici olivnega olja. Dodamo šalotko; kuhajte približno 2 minuti ali dokler ne postane prosojno. Endivijo potresemo s preostalo ¼ čajne žličke popra. Dodajte česen v ponev. Endivijo položimo v ponev s prerezano stranjo navzdol. Kuhajte približno 5 minut ali dokler ne porjavi. Previdno obrnite endivijo; kuhajte še 2 do 3 minute ali dokler se ne zmehča. Postrezite s piščancem.

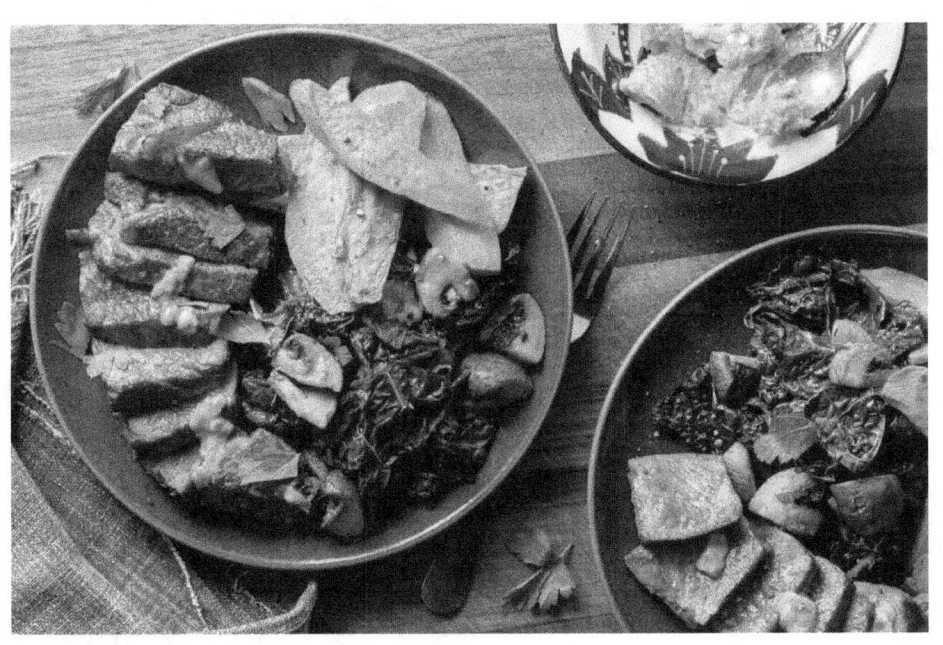

PIŠČANEC Z RDEČO ČEBULO, ARTIČOKAMI IN REDKVICAMI

PRIPRAVA:20 minut kuhanja: 8 minut peke: 30 minut naredi: 4 porcije

ČEPRAV SE MORDA SLIŠI NENAVADNO KUHATI REDKVICE,TUKAJ SO KOMAJ KUHANI – RAVNO TOLIKO, DA OMILIJO POPER ZALOGAJ IN JIH NEKOLIKO ZMEHČAJO.

- 3 žlice oljčnega olja
- 4 10 do 12 unč piščančjih prsi s kostmi (s kožo)
- 1 žlica začimbe z limono in zelišči (glej<u>recept</u>)
- ¾ skodelice sesekljane šalotke
- 6 redkvic, narezanih na tanke rezine
- ¼ žličke črnega popra
- ½ skodelice suhega belega vermuta ali suhega belega vina
- ⅓ skodelice kreme iz indijskih oreščkov (glejte<u>recept</u>)
- 1 šopek vodne kreše, stebla obrezana, grobo narezana
- 1 žlica naribanega svežega kopra

1. Pečico segrejte na 350°F. V veliki ponvi segrejte oljčno olje na srednje močnem ognju. Piščanca osušite s papirnato brisačo. Piščanca kuhajte s kožo navzdol 4 do 5 minut ali dokler koža ne postane zlata in hrustljava. Obrnite piščanca; kuhajte približno 4 minute ali dokler ne porjavi. Piščanca razporedite s kožo navzgor v plitev pekač. Piščanca potresemo z začimbami iz limone in zelišč. Pečemo približno 30 minut oziroma dokler termometer s takojšnjim odčitavanjem, vstavljen v piščanca, ne zabeleži 170 °F.

2. Medtem nalijte vse, razen 1 žlico ponve; ponovno segrejte ponev. Dodajte čebulo in redkev; kuhamo približno 3

minute ali samo toliko časa, da rdeča čebula oveni. Potresemo s poprom. Dodajte vermut in mešajte, da postrgate porjavele koščke. Zavremo; kuhamo, dokler se ne reducira in rahlo zgosti. Vmešajte kremo iz indijskih oreščkov; naj zavre. Odstranite ponev z ognja; dodajte vodno krešo in koper ter nežno mešajte, dokler vodna kreša ne oveni. Primešajte morebitni piščančji sok, ki se je nabral v pekaču.

3. Čebulno mešanico razdelite na štiri krožnike; vrh s piščancem.

PIŠČANEC TIKKA MASALA

PRIPRAVA: 30 minut Mariniranje: 4 do 6 ur Kuhanje: 15 minut Praženje: 8 minut Naredi: 4 porcije

NAVDIH ZA TO JE BILA ZELO PRILJUBLJENA INDIJSKA JEDKI MORDA SPLOH NI NAREJEN V INDIJI, TEMVEČ V INDIJSKI RESTAVRACIJI V VELIKI BRITANIJI. TRADICIONALNA PIŠČANČJA TIKKA MASALA ZAHTEVA, DA SE PIŠČANEC MARINIRA V JOGURTU IN NATO SKUHA V PIKANTNI PARADIŽNIKOVI OMAKI, POKAPANI S SMETANO. BREZ MLEČNIH IZDELKOV, KI BI ZADUŠILI OKUS OMAKE, JE TA RAZLIČICA ŠE POSEBEJ ČISTEGA OKUSA. NAMESTO RIŽA GA POSTREŽEMO NA HRUSTLJAVIH BUČKINIH REZANCIH.

1½ funta piščančjega stegna ali piščančjih prsi brez kože in kosti

¾ skodelice naravnega kokosovega mleka (kot Nature's Way)

6 strokov česna, sesekljanih

1 žlica naribanega svežega ingverja

1 žlička mletega koriandra

1 žlička paprike

1 čajna žlička mlete kumine

¼ žličke mletega kardamoma

4 žlice rafiniranega kokosovega olja

1 skodelica sesekljanega korenja

1 tanko narezana zelena

½ skodelice sesekljane čebule

2 čilija jalapeño ali serrano, brez semen (po želji) in drobno narezana (glejte _napitnina_)

1 14,5-unčna pločevinka brez soli, pečeni paradižniki, narezani na kocke, neodcejeni

18-unčna pločevinka kečapa brez soli

1 čajna žlička garam masala brez soli

3 srednje velike bučke

½ čajne žličke črnega popra
Sveži listi koriandra

1. Če uporabljate piščančja bedra, vsako stegno razrežite na tri dele. Če uporabljate polovice piščančjih prsi, vsako prso razpolovite na 2-palčne kose, tako da debele dele vodoravno prerežete na pol, da postanejo tanjši. Piščanca položite v veliko plastično vrečko, ki jo je mogoče ponovno zapreti; dati na stran. Za marinado v majhni skledi zmešajte ½ skodelice kokosovega mleka, česen, ingver, koriander, papriko, kumino in kardamom. Piščanca v vrečki prelijemo z marinado. Zaprite vrečko in jo obrnite na piščanca. Postavite vrečko v srednjo skledo; marinirajte v hladilniku 4 do 6 ur, vrečko občasno obrnite.

2. Segrejte žar. V veliki ponvi na srednjem ognju segrejte 2 žlici kokosovega olja. Dodajte korenje, zeleno in čebulo; kuhajte 6 do 8 minut ali dokler se zelenjava ne zmehča, občasno premešajte. Dodajte jalapeños; kuhamo in mešamo še 1 minuto. Dodamo neodcejene paradižnike in kečap. Zavremo; zmanjšati vročino. Odkrito dušimo približno 5 minut oziroma toliko časa, da se omaka rahlo zgosti.

3. Piščanca odcedite in zavrzite marinado. Kose piščanca v eni plasti razporedimo na neogreto rešetko ponve za žar. Pecite 5 do 6 centimetrov od vročine 8 do 10 minut ali dokler piščanec ni več rožnat, pri čemer ga na polovici pečenja enkrat obrnite. Paradižnikovi mešanici v ponvi dodajte kuhane koščke piščanca in preostalo ¼ skodelice kokosovega mleka. Kuhajte 1 do 2 minuti ali dokler se ne segreje. Odstranite z ognja; vmešajte garam masalo.

4. Bučkam odrežite konce. Bučko z rezalnikom za julienne narežemo na dolge tanke trakove. Preostali 2 žlici kokosovega olja segrejte v zelo veliki ponvi na srednje močnem ognju. Dodajte trakove bučk in črni poper. Kuhajte in mešajte 2 do 3 minute ali dokler bučke ne postanejo hrustljave.

5. Za serviranje bučke razdelite na štiri krožnike. Vrh z mešanico piščanca. Okrasite z listi koriandra.

RAS EL HANOUT PIŠČANČJA BEDRA

PRIPRAVA: 20 minut kuhanja: 40 minut pomeni: 4 porcije

RAS EL HANOUT JE ZAPLETENIN EKSOTIČNA MAROŠKA MEŠANICA ZAČIMB. BESEDNA ZVEZA V ARABŠČINI POMENI "ŠEF TRGOVINE", KAR NAKAZUJE, DA JE TO EDINSTVENA MEŠANICA NAJBOLJŠIH ZAČIMB, KI JIH PONUJA PRODAJALEC ZAČIMB. RECEPTA ZA RAS EL HANOUT NI, POGOSTO PA VSEBUJE MEŠANICO INGVERJA, JANEŽA, CIMETA, MUŠKATNEGA OREŠČKA, POPRA V ZRNU, NAGELJNOVIH ŽBIC, KARDAMOMA, SUHIH CVETOV (KOT STA SIVKA IN VRTNICA), ČRNICE, MACE, GALANGALA IN KURKUME.

- 1 žlica mlete kumine
- 2 žlički mletega ingverja
- 1½ žličke črnega popra
- 1½ žličke mletega cimeta
- 1 žlička mletega koriandra
- 1 čajna žlička kajenskega popra
- 1 čajna žlička mletega popra
- ½ čajne žličke mletih nageljnovih žbic
- ¼ žličke mletega muškatnega oreščka
- 1 čajna žlička žafranove niti (neobvezno)
- 4 žlice nerafiniranega kokosovega olja
- 8 piščančjih beder s kostmi
- 1 8-unčni paket svežih gob, narezanih
- 1 skodelica sesekljane čebule
- 1 skodelica sesekljane rdeče, rumene ali zelene sladke paprike (1 velika)
- 4 paradižniki Roma, brez sredice, semen in narezane
- 4 stroki česna, sesekljani
- 2 pločevinki po 13,5 unč naravnega kokosovega mleka (kot je Nature's Way)
- 3 do 4 žlice svežega limetinega soka
- ¼ skodelice drobno sesekljanega svežega cilantra

1. Za ras el hanout zmešajte kumino, ingver, črni poper, cimet, koriander, kajenski poper, poper, nageljnove žbice, muškatni oreščk in po želji žafran v srednje veliki možnarju ali majhni skledi. Zmeljemo s tolkačem ali premešamo z žlico, da se dobro premeša. Dati na stran.

2. V veliki ponvi na srednjem ognju segrejte 2 žlici kokosovega olja. Piščančja bedra potresemo z 1 žlico ras el hanout. Dodajte piščanca v ponev; kuhajte 5 do 6 minut ali dokler ne porjavi, na polovici kuhanja pa enkrat obrnite. Odstranite piščanca iz ponve; obrži toplo

3. V isti ponvi na srednjem ognju segrejte preostali 2 žlici kokosovega olja. Dodamo gobe, čebulo, papriko, paradižnik in česen. Kuhajte in mešajte približno 5 minut oziroma dokler se zelenjava ne zmehča. Zmešajte kokosovo mleko, limetin sok in 1 žlico ras el hanout. Piščanca vrnite v ponev. Zavremo; zmanjšati vročino. Pokrito dušite približno 30 minut ali dokler se piščanec ne zmehča (175 °F).

4. Piščanca, zelenjavo in omako postrežemo v skledicah. Okrasite s koriandrom.

Opomba: Ostanke Ras el Hanout hranite v zaprti posodi do 1 meseca.

STAR FRUIT ADOBO PIŠČANČJA BEDRA NAD DUŠENO ŠPINAČO

PRIPRAVA: 40 minut Mariniranje: 4 do 8 ur Kuhanje: 45 minut Naredi: 4 porcije

PO POTREBI PIŠČANCA OSUŠITES PAPIRNATO BRISAČO, POTEM KO PRIDE IZ MARINADE, PREDEN SE ZAPEČE V PONVI. VSA TEKOČINA, KI OSTANE NA MESU, BO CVRČALA V VROČEM OLJU.

8 piščančjih beder brez kosti (1½ do 2 funta), oluščenih
¾ skodelice belega ali jabolčnega kisa
¾ skodelice svežega pomarančnega soka
½ skodelice vode
¼ skodelice sesekljane čebule
¼ skodelice sesekljanega svežega cilantra
4 stroki česna, sesekljani
½ čajne žličke črnega popra
1 žlica oljčnega olja
1 sadje (karambola), narezano na rezine
1 skodelica piščančje kostne juhe (glej recept) ali piščančje juhe brez soli
2 paketa po 9 unč svežih listov špinače
Sveži listi koriandra (neobvezno)

1. Piščanca postavite v nizozemsko pečico iz nerjavečega jekla ali emajla; dati na stran. V srednji skledi zmešajte kis, pomarančni sok, vodo, čebulo, ¼ skodelice cilantra, česen in poper; prelijemo čez piščanca. Pokrijte in ohladite 4 do 8 ur.

2. Piščančjo mešanico zavrite v nizozemski pečici na srednje močnem ognju; zmanjšati vročino. Pokrijte in dušite 35 do 40 minut ali dokler piščanec ni več rožnat (175 °F).

3. V veliki ponvi na srednje močnem ognju segrejte olje. S kleščami odstranite piščanca iz nizozemske pečice in nežno stresajte, da tekočina za kuhanje odteče; rezervna tekočina za kuhanje. Piščanca popečemo z vseh strani in ga pogosto obračamo, da se enakomerno zapeče.

4. Medtem za omako precedite tekočino od kuhanja; vrnite v nizozemsko pečico. Zavremo. Kuhajte približno 4 minute, da se zmanjša in rahlo zgosti; dodajte zvezdasto sadje; vreti še 1 minuto. Piščanca vrnite v omako v nizozemski pečici. Odstranite z ognja; pokrijte, da ostane toplo.

5. Obrišite posodo. V ponev nalijemo piščančjo kostno juho. Zavremo na srednje močnem ognju; vmešamo špinačo. Zmanjšajte vročino; Med nenehnim mešanjem dušimo 1 do 2 minuti oziroma dokler špinača rahlo oveni. Špinačo prenesite na krožnik z režami. Vrh s piščancem in omako. Po želji potresemo s koriandrovimi listi.

PIŠČANČJI TAKOSI IZ ZELJA POBLANO S CHIPOTLE MAYO

PRIPRAVA: 25 minut Peka: 40 minut Naredi: 4 porcije

POSTREZITE TE NEUREJENE, A OKUSNE TAKOS Z VILICAMI ULOVITE NEKAJ NADEVA, KI PADE IZ ZELJNEGA LISTA, KO GA JESTE.

- 1 žlica oljčnega olja
- 2 poblano čilija, brez semen (po želji) in nasekljana (glejte napitnina)
- ½ skodelice sesekljane čebule
- 3 stroki česna, sesekljani
- 1 žlica čilija v prahu brez soli
- 2 žlički mlete kumine
- ½ čajne žličke črnega popra
- 18-unčna pločevinka kečapa brez soli
- ¾ skodelice piščančje kostne juhe (glej recept) ali piščančje juhe brez soli
- 1 čajna žlička posušenega mehiškega origana, zdrobljenega
- 1 do 1½ funta piščančjega stegna brez kože in kosti
- 10 do 12 srednje velikih do velikih zeljnih listov
- Chipotle Paleo Mayo (glej recept)

1. Pečico segrejte na 350 °F. V veliki ponvi, odporni na pečico, segrejte olje na srednje močnem ognju. Dodajte poblano čili, čebulo in česen; kuhamo in mešamo 2 minuti. Vmešajte čili v prahu, kumino in črni poper; kuhamo in mešamo še 1 minuto (po potrebi zmanjšamo ogenj, da se začimbe ne zažgejo).

2. V ponev dodajte kečap, juho iz piščančjih kosti in origano. Zavremo. Piščančja bedra previdno položimo v paradižnikovo mešanico. Ponev pokrijemo s pokrovko.

Pečemo približno 40 minut ali dokler se piščanec ne zmehča (175 °F), piščanca na polovici časa obrnemo.

3. Odstranite piščanca iz ponve; malo ohladite. Z dvema vilicama piščanca razrežite na koščke velikosti. V paradižnikovo mešanico v ponvi vmešajte narezan piščanec.

4. Za serviranje piščančjo mešanico vmešajte v zeljne liste; vrh s Chipotle Paleo Mayo.

PIŠČANČJA ENOLONČNICA Z MLADIM KORENJEM IN BOK CHOY

PRIPRAVA: 15 minut kuhanja: 24 minut stoji: 2 minuti naredi: 4 porcije

BABY BOK CHOY JE ZELO OBČUTLJIVIN LAHKO POSTANEJO V TRENUTKU PREKUHANI. DA BO OSTAL HRUSTLJAV IN SVEŽ – NE OVENEL IN RAZMOČEN – SE PREPRIČAJTE, DA SE V ZAPRTEM VROČEM LONCU (BREZ OGNJA) KUHA NAJVEČ 2 MINUTI, PREDEN GA POSTREŽETE.

2 žlici olivnega olja

1 por, narezan (beli in svetlo zeleni deli)

4 skodelice juhe iz piščančjih kosti (glej recept) ali piščančje juhe brez soli

1 skodelica suhega belega vina

1 žlica dijonske gorčice (glejte recept)

½ čajne žličke črnega popra

1 vejica svežega timijana

1¼ funta piščančjih beder brez kože in kosti, narezanih na 1-palčne kose

8 unč mladega korenja z vrhovi, oluščenega, obrezanega in po dolžini prepolovljenega, ali 2 srednje velika korenčka, narezana

2 žlički drobno naribane limonine lupinice (odstavimo)

1 žlica svežega limoninega soka

2 glavi baby bok choya

½ čajne žličke sesekljanega svežega timijana

1. V velikem loncu na srednjem ognju segrejte 1 žlico oljčnega olja. Na vročem olju kuhajte por 3 do 4 minute oziroma dokler ne oveni. Dodajte juho iz piščančjih kosti, vino, dijonsko gorčico, ¼ čajne žličke popra in vejice timijana. Zavremo; zmanjšati vročino. Kuhajte 10 do 12 minut oziroma dokler se tekočina ne zmanjša za približno tretjino. Zavrzite vejice timijana.

2. Medtem v nizozemski pečici segrejte preostalo 1 žlico oljčnega olja na srednje močnem ognju. Piščanca potresemo s preostalo ¼ čajne žličke popra. Kuhajte v vročem olju približno 3 minute ali dokler ne porjavi, občasno premešajte. Po potrebi odcedite maščobo. Mešanico juhe previdno dodajte v lonec in postrgajte morebitne rjave koščke; dodajte korenje. Zavremo; zmanjšati vročino. Odkrito dušite 8 do 10 minut ali samo toliko časa, da se korenje zmehča. Vmešajte limonin sok. Bok choy po dolžini prerežemo na pol. (Če so glave bok choya velike, jih narežite na četrtine.) Položite bok choy na vrh piščanca v loncu. Pokrijte in odstranite z ognja; pustite stati 2 minuti.

3. Enolončnico naložimo v plitke sklede. Potresemo z limonino lupinico in sesekljanim timijanom.

INDIJSKI OREH-POMARANČNI PIŠČANEC IN POPER VMEŠAMO V SOLATNI PAPIR

ZAČETEK DO KONCA: 45 minut pomeni: 4 do 6 obrokov

NAŠLI BOSTE DVE VRSTIKOKOSOVO OLJE NA PRODAJNIH POLICAH – RAFINIRANO IN EKSTRA DEVIŠKO ALI NERAFINIRANO. KOT ŽE IME POVE, JE EKSTRA DEVIŠKO KOKOSOVO OLJE PRIDOBLJENO S PRVIM STISKANJEM SVEŽEGA, SUROVEGA KOKOSA. VEDNO JE BOLJŠA IZBIRA, KO KUHATE NA SREDNJI ALI SREDNJI VISOKI TEMPERATURI. RAFINIRANO KOKOSOVO OLJE IMA VIŠJO DIMNO TOČKO, ZATO GA UPORABLJAJTE SAMO, KO KUHATE PRI VISOKIH TEMPERATURAH.

- 1 žlica rafiniranega kokosovega olja
- 1½ do 2 funta piščančjih stegen brez kože in kosti, narezanih na tanke trakove
- 3 rdeče, oranžne in/ali rumene sladke paprike, brez pecljev, semen in tanko narezane na primerne trakove
- 1 rdeča čebula, po dolžini prepolovljena in tanko narezana
- 1 žlička drobno naribane pomarančne lupinice (odstavimo)
- ½ skodelice svežega pomarančnega soka
- 1 žlica sesekljanega svežega ingverja
- 3 stroki česna, sesekljani
- 1 skodelica nesoljenih surovih indijskih oreščkov, opečenih in grobo sesekljanih (glejte napitnina)
- ½ skodelice narezane zelene čebule (4)
- 8 do 10 listov masla ali solate ledenke

1. V voku ali veliki ponvi na močnem ognju segrejte kokosovo olje. Dodajte piščanca; kuhamo in mešamo 2 minuti. Dodamo papriko in čebulo; kuhajte in mešajte 2 do 3

minute oziroma dokler se zelenjava ne začne mehčati. Odstranite piščanca in zelenjavo iz voka; obdrži toplo

2. Vok osušite s papirnato brisačo. V vok dodajte pomarančni sok. Kuhajte približno 3 minute ali dokler sok ne povre in rahlo zmanjšajte. Dodajte ingver in česen. Kuhajte in mešajte 1 minuto. Mešanico piščanca in popra vrnite v vok. Primešamo pomarančno lupinico, indijske oreščke in čebulo. Praženec postrežemo na listih zelene solate.

VIETNAMSKI PIŠČANEC S KOKOSOVO LIMONSKO TRAVO

ZAČETEK DO KONCA: 30 minut pomeni: 4 porcije

TA HITRI KOKOSOV CURRY JE LAHKO NA MIZI V 30 MINUTAH OD TRENUTKA, KO ZAČNETE SEKLJATI, ZARADI ČESAR JE IDEALEN OBROK ZA NAPORNE NOČI MED TEDNOM.

- 1 žlica nerafiniranega kokosovega olja
- 4 stebla limonske trave (samo bledi deli)
- 1 embalaža ostrigarjevih gob po 3,2 unče, narezana
- 1 velika čebula, narezana na tanke kolobarje, razpolovljena
- 1 svež jalapeño, brez semen in drobno narezan (glejte napitnina)
- 2 žlici mletega svežega ingverja
- 3 stroke česna sesekljane
- 1½ funta piščančjih beder brez kože in kosti, tanko narezanih in narezanih na koščke
- ½ skodelice naravnega kokosovega mleka (kot je Nature's Way)
- ½ skodelice piščančje kostne juhe (glej recept) ali piščančje juhe brez soli
- 1 žlica rdečega karija brez soli
- ½ čajne žličke črnega popra
- ½ skodelice sesekljanih svežih listov bazilike
- 2 žlici svežega limetinega soka
- Nesladkan naribani kokos (neobvezno)

1. V zelo veliki ponvi segrejte kokosovo olje na zmernem ognju. Dodajte limonsko travo; kuhamo in mešamo 1 minuto. Dodajte gobe, čebulo, jalapeño, ingver in česen; kuhajte in mešajte 2 minuti ali dokler se čebula rahlo ne zmehča. Dodajte piščanca; kuhamo približno 3 minute oziroma dokler ni piščanec pečen.

2. V majhni skledi zmešajte kokosovo mleko, juho iz piščančjih kosti, kari v prahu in črni poper. Dodajte piščančjo mešanico v ponev; kuhajte 1 minuto ali dokler se tekočina nekoliko ne zgosti. Odstranite z ognja; vmešajte svežo baziliko in limetin sok. Po želji porcije potresemo s kokosom.

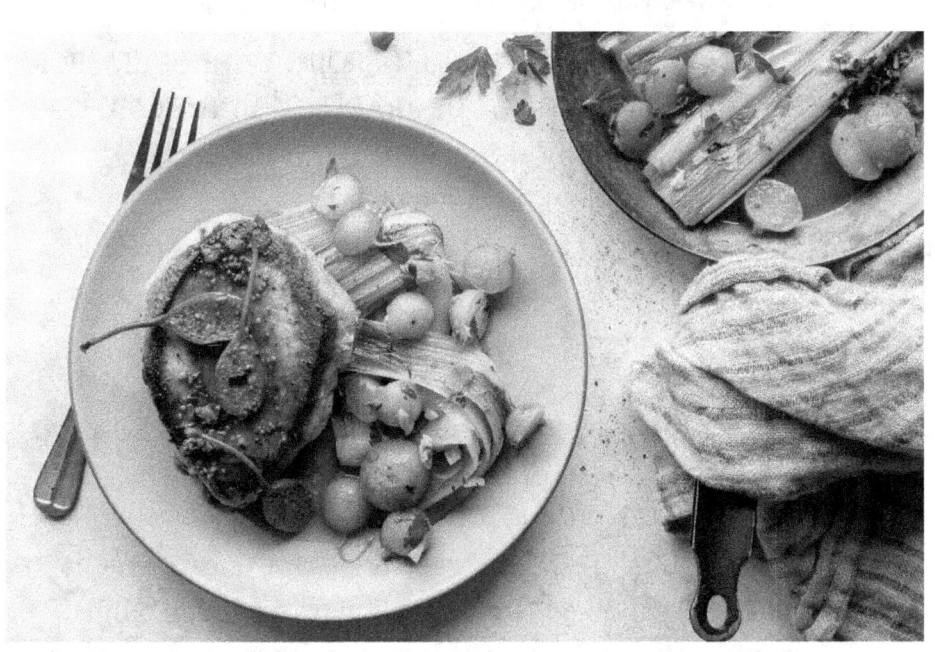

PIŠČANEC NA ŽARU IN JABOLČNA ESCAROLE SOLATA

PRIPRAVA: 30 minut žara: 12 minut naredi: 4 porcije

ČE IMATE RADI BOLJ SLADKA JABOLKA, POJDI Z HONEYCRISPOM. ČE IMATE RADI KISLA JABOLKA, UPORABITE GRANNY SMITH – ALI ZA RAVNOTEŽJE POSKUSITE MEŠANICO DVEH SORT.

3 srednje velika jabolka Honeycrisp ali Granny Smith
4 žličke ekstra deviškega oljčnega olja
½ skodelice drobno sesekljane šalotke
2 žlici sesekljanega svežega peteršilja
1 žlica začimb za perutnino
3 do 4 glave escarole, narezane na četrtine
1 funt piščančjih ali puranjih prsi
⅓ skodelice sesekljanih praženih lešnikov*
⅓ skodelice klasične francoske vinaigrete (glejte recept)

1. Jabolku olupite in izrežite sredico. Olupite in drobno narežite 1 jabolko. V srednji ponvi na srednjem ognju segrejte 1 čajno žličko oljčnega olja. Dodamo sesekljana jabolka in šalotko; kuhamo do mehkega. Vmešamo peteršilj in začimbe za perutnino. Odstavimo, da se ohladi.

2. Medtem preostalima 2 jabolkoma odstranite sredico in jih narežite na kolesca. Odrezane strani jabolčnih krhljev in escarole premažite s preostalim oljčnim oljem. V veliki skledi zmešajte piščanca in ohlajeno jabolčno mešanico. Razdelite na osem delov; vsak del oblikujte v polpet s premerom 2 palca.

3. Za žar na oglje ali plinski žar položite piščančje polpete in jabolčne čolne neposredno na rešetko za žar na srednji

ogenj. Pokrijte in pecite na žaru 10 minut, na polovici žara enkrat obrnite. Dodajte escarole, odrezane strani navzdol. Pokrijte in pecite na žaru 2 do 4 minute ali dokler escarole rahlo ne zogleni, jabolka ne postanejo mehka in piščančje polpete pripravljene (165 °F).

4. Escarole grobo sesekljajte. Escarole razdelite na štiri krožnike. Na vrh obložite piščančjo pito, rezine jabolk in lešnike. Prelit s klasično francosko vinaigrette.

*Nasvet: Če želite popeči lešnike, pečico segrejte na 350°F. V plitek pekač razporedimo orehe v eni plasti. Pecite 8 do 10 minut ali dokler niso rahlo popečeni, enkrat premešajte, da se enakomerno zapečejo. Oreščke rahlo ohladite. Tople oreščke položite na čisto kuhinjsko krpo; zdrgnite z brisačo, da odstranite ohlapno kožo.

TOSKANSKA PIŠČANČJA JUHA Z OHROVTOVIMI TRAKOVI

PRIPRAVA:15 minut kuhanja: 20 minut naredi: 4 do 6 obrokov

JEDILNA ŽLICA PESTA— BAZILIKA ALI RUKOLA PO VAŠI IZBIRI — DODA ODLIČEN OKUS TEJ OKUSNI JUHI, ZAČINJENI Z ZAČIMBAMI ZA PERUTNINO BREZ SOLI. DA BODO OHROVTOVI TRAKOVI OSTALI SVETLO ZELENI IN ČIM BOLJ POLNI HRANIL, JIH KUHAJTE LE TOLIKO ČASA, DA OVENIJO.

1 funt mletega piščanca

2 žlici začimb za perutnino brez soli

1 čajna žlička drobno naribane limonine lupinice

1 žlica oljčnega olja

1 skodelica sesekljane čebule

½ skodelice sesekljanega korenja

1 skodelica sesekljane zelene

4 stroki česna, narezani

4 skodelice juhe iz piščančjih kosti (glej recept) ali piščančje juhe brez soli

1 14,5 unč na plamenu praženih paradižnikov brez soli, neodcejenih

1 šopek lacinato (toskanskega) ohrovta, ki mu odstranimo stebla in narežemo na trakove

2 žlici svežega limoninega soka

1 čajna žlička sesekljanega svežega timijana

Pesto iz bazilike ali rukole (glej recepti)

1. V srednji skledi zmešajte piščanca, začimbe za perutnino in limonino lupino. Dobro premešaj.

2. V nizozemski pečici na srednjem ognju segrejte oljčno olje. Dodajte piščančjo mešanico, čebulo, korenje in zeleno; kuhajte 5 do 8 minut ali dokler piščanec ni več rožnat, mešajte z leseno žlico, da razdrobite meso, in dodajte

stroke česna zadnjo 1 minuto kuhanja. Dodamo piščančjo kostno juho in paradižnik. Zavremo; zmanjšati vročino. Pokrijte in pustite vreti 15 minut. Primešajte ohrovt, limonin sok in timijan. Odkrito dušite približno 5 minut ali dokler ohrovt ravno oveni.

3. Za serviranje juho nalijte v servirne sklede in prelijte s pestom iz bazilike ali rukole.

PIŠČANČJI LARB

PRIPRAVA: 15 minut kuhanja: 8 minut hlajenja: 20 minut naredi: 4 porcije

TA RAZLIČICA PRILJUBLJENE TAJSKE JEDI MOČNO ZAČINJENEGA PIŠČANCA IN ZELENJAVE, POSTREŽENEGA V LISTIH ZELENE SOLATE, JE NEVERJETNO LAHKA IN AROMATIČNA – BREZ DODANEGA SLADKORJA, SOLI IN RIBJE OMAKE (KI VSEBUJE ZELO VELIKO NATRIJA), KI SO OBIČAJNO DEL SEZNAMA SESTAVIN. S ČESNOM, TAJSKIM ČILIJEM, LIMONSKO TRAVO, LIMETINO LUPINICO, LIMETINIM SOKOM, METO IN KORIANDROM JIH NE BOSTE ŽELELI ZGREŠITI.

1 žlica rafiniranega kokosovega olja

2 funta mletega piščanca (95 % pustega ali mletega prsi)

8 unč gob, drobno narezanih

1 skodelica drobno sesekljane rdeče čebule

1 do 2 tajska čilija, brez semen in drobno narezana (glejte napitnina)

2 žlici sesekljanega česna

2 žlici drobno sesekljane limonske trave*

¼ žličke mletih nageljnovih žbic

¼ žličke črnega popra

1 žlica drobno naribane limetine lupinice

½ skodelice svežega limetinega soka

⅓ skodelice tesno zloženih listov sveže mete, sesekljanih

⅓ skodelice tesno pakiranega svežega cilantra, sesekljanega

1 glava solate ledenke, razdeljena na liste

1. Segrejte kokosovo olje v zelo veliki ponvi na srednje močnem ognju. Dodajte piščanca, gobe, čebulo, čili, česen, limonsko travo, nageljnove žbice in črni poper. Kuhajte 8 do 10 minut ali dokler ni piščanec kuhan, pri tem pa mešajte z leseno žlico, da se meso med kuhanjem razdrobi. Po potrebi odcedite. Piščančjo mešanico

prenesite v zelo veliko skledo. Pustite, da se ohladi približno 20 minut ali dokler ni nekoliko toplejša od sobne temperature, občasno premešajte.

2. V piščančjo mešanico vmešajte limetino lupinico, limetin sok, meto in koriander. Postrezite v listih zelene solate.

*Nasvet: Za pripravo limonske trave potrebujete oster nož. Odrežite olesenelo steblo z dna stebla in žilave zelene liste na vrhu rastline. Odstranite dve trdi zunanji plasti. Morali bi imeti koščke limonske trave, ki so dolgi približno 6 centimetrov in so bledo rumeno-beli. Steblo vodoravno prepolovite, nato pa vsako polovico še enkrat prepolovite. Vsako četrtino stebla zelo tanko narežite.

PIŠČANČJI BURGERJI Z OMAKO IZ INDIJSKIH OREŠČKOV SZECHWAN

PRIPRAVA:30 minut kuhanja: 5 minut žara: 14 minut naredi: 4 porcije

ČILIJEVO OLJE, PRIDOBLJENO S SEGREVANJEMOLIVNO OLJE Z ZDROBLJENO RDEČO PAPRIKO LAHKO UPORABIMO TUDI DRUGAČE. UPORABITE GA ZA DUŠENJE SVEŽE ZELENJAVE – ALI PA GA PRED PRAŽENJEM PRELIJETE Z MALO ČILIJEVEGA OLJA.

2 žlici olivnega olja

¼ čajne žličke zdrobljene rdeče paprike

2 skodelici surovih indijskih oreščkov, praženih (glej napitnina)

¼ skodelice olivnega olja

½ skodelice naribanih bučk

¼ skodelice drobno sesekljanega drobnjaka

2 stroka česna, sesekljana

2 žlički drobno naribane limonine lupinice

2 žlički naribanega svežega ingverja

1 funt piščančjih ali puranjih prsi

SEČUANSKA OMAKA IZ INDIJSKIH OREŠČKOV

1 žlica oljčnega olja

2 žlici drobno sesekljane čebule

1 žlica naribanega svežega ingverja

1 čajna žlička petih kitajskih začimb v prahu

1 čajna žlička svežega limetinega soka

4 listi zelene ali maslene solate

1. Za čilijevo olje zmešajte olivno olje in zdrobljeno papriko v majhni ponvi. Na majhnem ognju segrevajte 5 minut. Odstranite z ognja; ohladimo.

2. Za maslo iz indijskih oreščkov dajte indijske oreščke in 1 žlico oljčnega olja v mešalnik. Pokrijte in mešajte, dokler

ne postane kremasto, po potrebi nehajte strgati po straneh in dodajte dodatno oljčno olje, 1 žlico naenkrat, dokler ne porabite vsega ¼ skodelice in maslo postane zelo mehko; dati na stran.

3. V veliki skledi zmešajte bučke, drobnjak, česen, limonino lupinico in 2 čajni žlički ingverja. Dodajte mletega piščanca; dobro premešaj. Piščančjo zmes oblikujte v štiri pol palca debele polpete.

4. Za žar na oglje ali plinski žar položite torte na namaščeno rešetko neposredno na zmeren ogenj. Pokrijte in pecite na žaru 14 do 16 minut ali dokler ni končano (165 °F), pri čemer na polovici pečenja enkrat obrnite.

5. Medtem za omako v majhni ponvi na zmernem ognju segrejte olivno olje. Dodajte čebulo in 1 žlico ingverja; kuhamo na srednje nizkem ognju 2 minuti oziroma dokler se čebula ne zmehča. Dodajte ½ skodelice masla iz indijskih oreščkov (preostalo maslo iz indijskih oreščkov hranite v hladilniku do 1 tedna), čilijevo olje, limetin sok in pet začimb v prahu. Kuhamo še 2 minuti. Odstranite z ognja.

6. Na liste zelene solate razporedite krekerje. Prelijemo z omako.

TURŠKI PIŠČANČJI ZAVITEK

PRIPRAVA: 25 minut mirovanja: 15 minut kuhanja: 8 minut naredi: 4 do 6 obrokov

"BAHARAT" PREPROSTO POMENI "ZAČIMBA" V ARABŠČINI. JE VSESTRANSKA ZAČIMBA V KUHINJI BLIŽNJEGA VZHODA, POGOSTO SE UPORABLJA ZA NAMAZANJE RIB, PERUTNINE IN MESA ALI PA SE ZMEŠA Z OLJČNIM OLJEM IN UPORABLJA KOT ZELENJAVNA MARINADA. KOMBINACIJA TOPLIH, SLADKIH ZAČIMB, KOT SO CIMET, KUMINA, KORIANDER, NAGELJNOVE ŽBICE IN PAPRIKA, JO NAREDI ŠE POSEBEJ DIŠEČO. DODAJANJE POSUŠENE METE JE TURŠKI PRIDIH.

⅓ skodelice sesekljanih razžveplanih suhih marelic

⅓ skodelice sesekljanih suhih fig

1 žlica nerafiniranega kokosovega olja

1½ funta mletih piščančjih prsi

3 skodelice sesekljanega pora (samo beli in svetlo zeleni deli) (3)

⅔ srednje velike zelene in/ali rdeče sladke paprike, narezane na tanke rezine

2 žlici začimbe Baharat (glejte recept, spodaj)

2 stroka česna, sesekljana

1 skodelica narezanih paradižnikov brez semen (2 srednja)

1 skodelica sesekljane kumare s semeni (½ medija)

½ skodelice sesekljanih nesoljenih pistacij, opečenih (glejte napitnina)

¼ skodelice sesekljane sveže mete

¼ skodelice sesekljanega svežega peteršilja

8 do 12 velikih listov solate ali solate Bibb

1. V manjšo skledo dajte marelice in fige. Dodajte ⅔ skodelice vrele vode; pustite 15 minut. Odcedite in prihranite ½ skodelice tekočine.

2. Medtem segrejte kokosovo olje v zelo veliki ponvi na srednjem ognju. Dodajte mletega piščanca; kuhajte 3

minute in mešajte z leseno žlico, da meso med kuhanjem razpade. Dodamo por, papriko, baharat začimbo in česen; kuhajte in mešajte približno 3 minute ali dokler piščanec ni gotov in poper ravno mehak. Dodamo marelice, fige, prihranjeno tekočino, paradižnik in kumaro. Kuhajte in mešajte približno 2 minuti ali dokler se paradižniki in kumare ne začnejo razpadati. Vmešajte pistacije, meto in peteršilj.

3. Piščanca in zelenjavo postrežemo v solatnih listih.

Začimba Baharat: V majhni skledi zmešajte 2 žlici sladke paprike; 1 žlica črnega popra; 2 žlički posušene mete, drobno zdrobljene; 2 žlički mlete kumine; 2 žlički mletega koriandra; 2 čajni žlički mletega cimeta; 2 čajni žlički mletih nageljnovih žbic; 1 čajna žlička mletega muškatnega oreščka; in 1 čajna žlička mletega kardamoma. Hraniti v tesno zaprti posodi pri sobni temperaturi. Naredi približno ½ skodelice.

ŠPANSKE KOKOŠI CORNISH

PRIPRAVA:10 minut pečenja: 30 minut pečenja: 6 minut Naredi: 2 do 3 porcije

TA RECEPT NE BI MOGEL BITI LAŽJI— IN REZULTAT JE NARAVNOST NEVERJETEN. VELIKO PREKAJENE PAPRIKE, ČESNA IN LIMONE DAJE TEM MANJŠIM PTICAM VELIKO OKUSA.

2 1½-kilogramski kokoši Cornish, odmrznjeni, če so zamrznjeni

1 žlica oljčnega olja

6 strokov česna, sesekljanih

2 do 3 žlice prekajene sladke paprike

¼ do ½ čajne žličke kajenskega popra (neobvezno)

2 limoni, narezani na četrtine

2 žlici sesekljanega svežega peteršilja (neobvezno)

1. Pečico segrejte na 375°F. S kuhinjskimi škarjami ali ostrim nožem prerežite divjad na obeh straneh ozkega grebena. Odprite ptiča in piščanca prerežite na pol skozi prsno kost. Odstranite zadnje četrti tako, da prerežete kožo in meso ter ločite stegna od prsi. Ohrani krilo in oprsje nedotaknjeno. Kose kokoši Cornish namažite z oljčnim oljem. Potresemo s sesekljanim česnom.

2. Kose piščanca položite s kožo navzgor v zelo velik pekač. Potresemo s prekajeno papriko in kajenskim pekom. Četrtine limone ožamemo čez piščance; dodajte četrtine limone v ponev. Kose piščanca v ponvi obrnemo s kožo navzdol. Pokrijte in pecite 30 minut. Pekač vzamemo iz pečice.

3. Segrejte žar. Kose obrnite s kleščami. Prilagodite rešetko pečice. Pečemo 4 do 5 palcev od vročine 6 do 8 minut, dokler koža ne porjavi in piščanec ni pečen (175 °F).

Preko pokapajte sok iz ponve. Po želji potresemo s peteršiljem.

S PISTACIJAMI PECENE KOKOSI CORNISH S SOLATO IZ RUKOLE, MARELIC IN KOROMACA

PRIPRAVA:30 minut hlajenje: 2 do 12 ur praženje: 50 minut stoje: 10 minut: 8 obrokov

NAREJEN PISTACIJEV PESTOS PETERSILJEM, TIMIJANOM, CESNOM, POMARANCNO LUPINO, POMARANCNIM SOKOM IN OLIVNIM OLJEM VSTAVIMO POD KOZO VSAKE PTICE ZA MARINIRANJE.

- 4 20 do 24 unč divjih kokoši Cornish
- 3 skodelice surovih pistacij
- 2 žlici sesekljanega svežega italijanskega (ploščati) peteršilja
- 1 žlica sesekljanega timijana
- 1 velik strok česna, sesekljan
- 2 žlički drobno naribane pomarančne lupinice
- 2 žlici svežega pomarančnega soka
- ¾ skodelice oljčnega olja
- 2 veliki čebuli, narezani na tanke rezine
- ½ skodelice svežega pomarančnega soka
- 2 žlici svežega limoninega soka
- ¼ žličke sveže mletega črnega popra
- ¼ žličke suhe gorčice
- 2 paketa rukole po 5 unč
- 1 velika čebulica komarčka, tanko naribana
- 2 žlici sesekljanih semen koromača
- 4 marelice, narezane na tanke kolesca

1. Izperite notranje luknje divjih kokoši Cornish. Noge povežite skupaj s kuhinjsko vrvico iz 100% bombaža. Postavite krila pod telo; dati na stran.

2. Pistacije, peteršilj, timijan, česen, pomarančno lupino in pomarančni sok zmešajte v kuhinjskem robotu ali mešalniku. Procesirajte, dokler ne nastane grobo testo. Ko procesor deluje, dodajte ¼ skodelice oljčnega olja v počasnem in enakomernem toku.

3. S prsti zrahljajte kožo na prsih piščanca, da ustvarite žep. Četrtino mešanice pistacij enakomerno porazdelite pod kožo. Ponovite s preostalo mešanico piščanca in pistacij. Narezano čebulo razporedimo po dnu pekača; piščance položite s prsmi navzgor na čebulo. Pokrijte in ohladite 2 do 12 ur.

4. Pečico segrejte na 425°F. Piščance pečemo 30 do 35 minut ali dokler termometer s takojšnjim odčitavanjem, vstavljen v notranjo stegensko mišico, ne pokaže 175 °F.

5. Medtem za preliv v majhni skledi zmešajte pomarančni sok, limonin sok, poper in gorčico. Dobro premešaj. Dodajte preostalih ½ skodelice oljčnega olja v počasnem toku in nenehno mešajte.

6. Za solato v veliki skledi zmešajte rukolo, koromač, liste koromača in marelice. Rahlo pokapljamo s prelivom; vrzi dobro Naročite dodatne obloge za druge namene.

7. Odstranite piščance iz pečice; ohlapno pokrijte s folijo in pustite 10 minut. Za serviranje solato enakomerno razdelite na osem krožnikov. Piščance po dolžini razpolovite; daj piščančje polovice na solate. Postrezite takoj.

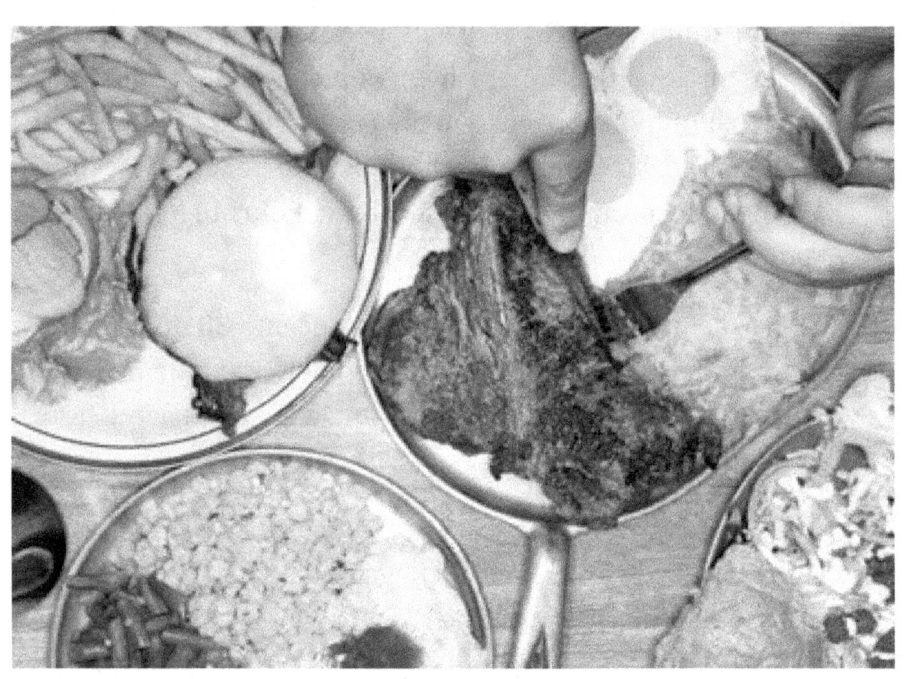

RAČJE PRSI Z GRANATNIM JABOLKOM IN SOLATO JICAMA

PRIPRAVA: 15 minut kuhanja: 15 minut naredi: 4 porcije

VREZOVANJE DIAMANTNEGA VZORCAMAŠČOBA RAČJIH PRSI OMOGOČA, DA SE MAŠČOBA STOPI MED KUHANJEM Z GARAM MASALO ZAČINJENIH PRSI. IZCEDEK ZMEŠAMO Z JICAMA, SEMENI GRANATNEGA JABOLKA, POMARANČNIM SOKOM IN GOVEJO JUHO TER PRELIJEMO Z ZELENIM POPROM, DA RAHLO OVENI.

4 mošusne račje prsi brez kosti (skupaj približno 1½ do 2 funta)
1 žlica garam masale
1 žlica nerafiniranega kokosovega olja
2 skodelici sesekljanih, olupljenih jicama
½ skodelice semen granatnega jabolka
¼ skodelice svežega pomarančnega soka
¼ skodelice juhe iz govejih kosti (glej[recept](recept)) ali govejo juho brez soli
3 skodelice vodne kreše, stebla so odstranjena
3 skodelice narezanega friséeja in/ali na tanke rezine narezane belgijske endivije

1. Z ostrim nožem v maščobi račjih prsi naredite plitke reze v diamantni vzorec, 1 cm narazen. Na obeh straneh prsi potresemo garam masalo. Na srednjem ognju segrejte zelo veliko ponev. V vroči ponvi stopite kokosovo olje. Polovice prsi položite s kožo navzdol v pekač. Kuhajte 8 minut s kožo navzdol in pazite, da ne porjavi prehitro (po potrebi zmanjšajte ogenj). Obrnite račje prsi; kuhajte dodatnih 5 do 6 minut ali dokler termometer s takojšnjim odčitavanjem, vstavljen v polovice prsi, ne pokaže 145 °F za medij. Odstranite polovice prsi in prihranite kapljice v ponvi; pokrijemo s folijo, da ostane toplo.

2. Za preliv dodajte jicama v kaplje iz ponve; kuhamo in mešamo 2 minuti na srednjem ognju. V ponev dodajte semena granatnega jabolka, pomarančni sok in govejo osnovo. Zavremo; takoj odstranite z ognja.

3. Za solato v veliki skledi zmešajte vodno krešo in frisée. Vroč preliv prelijemo čez zelenjavo; vreči nositi.

4. Solato razdelite na štiri krožnike. Račje prsi na tanko narežemo in razporedimo po solati.